Der Nährwert-Kompass
für eine gesunde Ernährung

Vegane Lebensmittel

SONJA REIFENHÄUSER

Ein Wort zuvor

PFLANZLICHE Ernährung ist auf dem Vormarsch und mittlerweile mehr als Trend. Laut Vegetarierbund Deutschland (VEBU) leben aktuell rund 7 Millionen Vegetarier (8 bis 9 Prozent der Bevölkerung) und etwa 900 000 Veganer in Deutschland – Tendenz steigend.

WARUM WÄHLEN immer mehr Menschen diesen Weg und was macht eine vegane Ernährung eigentlich aus? Weshalb gilt pflanzliche Kost als gesund und worauf muss besonders geachtet werden, um sich ganzheitlich und ausgewogen zu ernähren? Auf diese Fragen finden Sie Antwort in diesem Kompass.

VIELLEICHT HABEN SIE als Leserin oder Leser aber auch andere Wünsche und möchten die vegane Ernährung einfach mal für sich zu Hause ausprobieren und neue Lebensmittel kennenlernen? Oder Sie wollen ihren Fleischkonsum reduzieren, befürchten aber, ihr Körper könnte dann zu wenige Nährstoffe bekommen?

ICH MÖCHTE IHNEN mit diesem Ratgeber Sicherheit im Umgang mit veganer Ernährung geben und Ihnen zeigen, wie viel Spaß und Vielseitigkeit diese Ernährungsweise bietet. Ich möchte Sie motivieren, neugierig zu bleiben und auszuprobieren. Denn jedes naturbelassene Lebensmittel enthält wichtige Nährstoffe, die unserem Körper guttun und unserer Gesundheit förderlich sein können.

Viel Spaß beim Stöbern und Entdecken wünscht Ihnen

Ihre Sonja Reifenhäuser

Warum ein veganer Ratgeber?

Eine gesunde und ausgewogene Ernährung ist in den letzten Jahren mehr und mehr in den Fokus des Interesses gerückt. Es geht um gesteigerte Leistungsfähigkeit, Vitalität und Gesundheit bis ins hohe Alter, auch stehen leckere, frische und regionale Produkte im Mittelpunkt. Genau hier setzt die pflanzliche Ernährung an: Sie will eine Möglichkeit aufzeigen, diesen ganzheitlichen Weg erfolgreich umzusetzen. Doch herrschen oft Unsicherheiten bezüglich Nährwerten und Nährstoffen und der damit verbundenen ausgewogenen Auswahl der Lebensmittel. Es scheint der Mythos vorzuherrschen, dass Veganer häufiger unter Mangelerscheinungen leiden als Mischköstler (Omnivoren). Dem ist nicht so. Die Zusammenhänge im menschlichen Körper sind so komplex, dass viele Bausteine ineinandergreifen. Mit etwas Aufmerksamkeit und bewusster Ernährung kann Ihnen eine Umstellung des gewohnten Essverhaltens leicht gelingen. Die Nähwerttabellen sollen dabei Leitfaden für eine ausgewogene und gesunde Lebensweise mit frischen, leckeren Produkten sein.
Die Inhalte in diesem Buch beruhen auf dem aktuellen Stand der Wissenschaft, erheben jedoch keinen Anspruch auf Vollständigkeit. Vielmehr sollen sie einen allgemeinen Überblick über die Zusammenhänge zwischen Gesundheit und pflanzlicher Ernährung vermitteln.

Vegan – was bedeutet das?

Vegan leben und sich ernähren bedeutet der vollkommene und konsequente Verzicht von tierischen Produkten und Zutaten wie Fleisch, Fisch und Milchprodukten sowie von Nahrungsmitteln, in denen Tierisches verarbeitet wurde. Darüber hinaus werden keine Stoffe, Kosmetik- oder Reinigungsprodukte verwendet, die tierische Inhaltsstoffe enthalten oder an Tieren getestet wurden. Die Ausbeutung des Tieres wird in jeder Hinsicht vermieden.

INFO

Definition »Veganismus«

Veganer verzichten aus tierethischen Gründen auf Fleisch, Fisch, Wurst, Käse, Milch, Joghurt, Quark, Honig, außerdem auf Tierprodukte wie Gelatine und Schellack (Ausscheidungen der weiblichen Gummilackschildläuse). Sie tragen weder Leder, Pelz, Filz noch Schafswolle als Kleidung und vermeiden Tierhaare in Pinseln oder Daunen in Bettwäsche. Veganer besuchen keinen Zoo, Zirkus, Tierpark oder ein Aquarium und unterstützen keine Sportarten, bei denen Tiere eingesetzt werden.

Die Tradition des Vegetarismus und Veganismus ist schon mehr als 2500 Jahre alt. Bekannte Vertreter waren zum Beispiel Pythagoreer, die Anhänger Pythagoras‘ und seiner Lehren, aber auch Platon und Aristoteles waren laut geschichtlichen Aufzeichnungen Vegetarier und engagierten sich gegen Tiertötung und Tierkonsum.
1847 wurde die erste vegetarische Gesellschaft (Vegetarian Society of the United Kingdom) gegründet, 1944 die Vegan Society. Das Wort »Vegan« wurde geprägt durch den Gründer der Vegan Society, Donald Watson, und entstand aus dem Wort »Veg(etari)an«. Vegan ist somit quasi die logische Fortsetzung des Vegetarismus.

Gründe für eine vegane Ernährung

Die Vorzüge von Obst und Gemüse kennt jeder: Sie enthalten viele lebenswichtige Vitamine, Mineralstoffe und sekundäre Pflanzenstoffe in geballter Form. Aber was sind die Vorteile einer rein pflanzlichen Ernährung?

Ethik

Aus ethischer Sicht betrachtet, fühlen sich Veganer unwohl bei dem Gedanken, ein Tier für eigene Zwecke auszubeuten – ganz gleich auf welchem Gebiet. Dabei spielt es keine Rolle, ob es sich um Lebensmittel, Kleidung oder Kosmetikprodukte handelt. Sie sind der Ansicht, auch ohne diese Produkte ganzheitlich und ohne Verzicht leben zu können, und plädieren für Tierrechte und Tierschutz.

Gesundheit

Gesundheitliche Aspekte spielen bei der Entscheidung für eine vegane Ernährung ebenfalls eine wichtige Rolle: den eigenen Körper gesund zu halten, ihn bei Krankheit zu unterstützen oder dem Risiko von Zivilisationskrankheiten (etwa durch Medikamentenrückstände oder Wachstumshormone) zu entgehen.
Denn mittlerweile ist durch die sogenannte »China Study« (siehe Buchtipp Seite 92) bekannt, dass das Krankheitsrisiko durch einen hohen Konsum tierischer Produkte ansteigt. Von Natur aus kann der Mensch zwar fast alles essen, von seiner Veranlagung her aber ist eine pflanzenorientierte Ernährung für ihn gesünder und natürlicher. Hinzu kommt, dass immer mehr Menschen Produkte wie Milch oder Getreide schlecht vertragen, sodass sich Lebensmittel-Intoleranzen oder Allergien häufen.
Daraus resultiert eine intensivere Auseinandersetzung mit unserer Nahrung. Immer mehr Konsumenten fragen sich: »Was ist eigentlich drin in den Produkten und woher kommen unsere Lebensmittel?« und setzen sich bewusst mit der eigenen Ernährung auseinander.

Gesundheitlicher Mehrwert von Pflanzenkost

Bei überwiegend pflanzlicher Ernährung werden tendenziell mehr Vitalstoffe aufgenommen als bei Mischkost. Der

Hauptfokus bei veganer Ernährung liegt auf Gemüse und Obst – am besten im Verhältnis von 70 zu 30 Prozent täglich –, denn diese enthalten nun einmal sehr viele Vitalstoffe und Wasser. Nach dieser Vorgabe besteht ein Gericht idealerweise aus zwei bis drei verschiedenen Gemüsesorten, vielen Kräutern und einer Kombination aus gesunden Getreiden oder Nüssen.

INFO

Vorteile veganer Ernährung für die Gesundheit
Zahlreiche Studien haben bewiesen, dass Veganer einen niedrigeren Cholesterinspiegel, ein stärkeres Immunsystem und ein geringeres Risiko für Herz-Kreislauf-Erkrankungen haben als Mischköstler. Außerdem sind sie weniger gefährdet, an Übergewicht oder Diabetes Typ 2 zu erkranken. Generell achten sie mehr auf eine gesunde Lebensweise, trinken weniger Alkohol, rauchen seltener und bewegen sich mehr.

Pflanzliche Ernährung muss dennoch nicht immer gesund sein. Beim sogenannten »Pudding-Veganismus« etwa wird ebenfalls auf tierische Produkte verzichtet, doch man ernährt sich letztlich von Fast Food. Denn Pommes frites, Falafel und Pasta sind zwar pflanzliche Kost, aber nicht gleich leicht und gesund, da sie in der Regel zu viel Fett, Salz, Zucker oder Geschmacksverstärker enthalten. Bewusstes, abwechslungsreiches und vollwertiges Kochen mit dem Fokus auf pflanzlichen Lebensmitteln bietet eine Vielzahl von Vorteilen für den menschlichen Körper:

- Der Cholesterinspiegel und die Blutfettwerte sinken, da ausgewogene Pflanzenkost bis zu ein Drittel weniger Fett enthalten kann als tierische Kost.
- Vegetarier und Veganer leiden seltener an Herz-Kreislauf-Erkrankungen, Nierensteinen, Krebs, Rheuma.

- Durch reichlich Obst und Gemüse werden vermehrt Vitamine, Mineralstoffe und Spurenelemente aufgenommen. Dadurch wird die körperliche Vitalität und Ausdauer gesteigert und umgekehrt die Regenerationszeit verringert.
- Eine überwiegend pflanzlich orientierte Ernährung wird basisch verstoffwechselt.

Laut der American Diet Association ist vegane Ernährung in jedem Alter unbedenklich, solange auf die richtige Zusammensetzung Wert gelegt wird. Man kann sich das menschliche System wie einen Akku vorstellen, der im besten Falle täglich mit einem Plus an lebenswichtigen Nährstoffen versorgt wird und somit immer prall gefüllt ist (Voraussetzung ist ein gesunder Körper und Stoffwechsel).

Ökologie und Umweltschutz

Viele Veganer möchten aktiv etwas für einen kleineren ökologischen Fußabdruck (Ressourcen, die ein Mensch täglich verbraucht) tun, um die Folgen der Ernährung für Klima, Umwelt und letztlich auch auf die Welternährung positiv zu beeinflussen. Sie entscheiden sich für regionale und saisonale Bioprodukte, für einen nachhaltigeren und reduzierteren Umgang mit Konsumgütern, engagieren sich für den Tierschutz und pflegen einen bewussteren Umgang mit sich und ihrer Umwelt – eine Einstellung, die natürlich auch auf Nicht-Veganer zutreffen kann.
Die Entscheidung zu einer pflanzenorientierten Kost steht damit der konventionellen Wirtschaft entgegen, in der zu viel und zu schnell produziert wird und Wachstum und Profit im Fokus liegen. Immerhin verzehrt jeder Deutsche laut »Fleischatlas« (siehe Link Seite 93) knapp 60 Kilogramm Fleisch jährlich. Dabei empfiehlt die DGE (Deutsche Gesellschaft für Ernährung) gerade mal 400 Gramm Fleisch pro Woche. Das sind knapp 20 Kilogramm Fleisch pro Jahr, also ein Drittel dessen, was tatsächlich konsumiert wird.

Was braucht der Mensch?

Um eine optimale Zufuhr an Vitaminen und Mineralstoffen zu gewährleisten, werden aktuell fünf bis sieben Obst- und Gemüsemahlzeiten täglich empfohlen. Das gelingt Ihnen als Veganer leichter als einem Mischköstler, denn ein veganes Gericht enthält wesentlich mehr pflanzliche Zutaten als ein klassisches Rezept. Wenn der Tag dann auch noch mit einem gesunden Smoothie (siehe Seite 39) beginnt, werden schon morgens drei bis fünf Portionen Obst, Gemüse oder Kräuter aufgenommen.
Um einen generellen Überblick über die empfohlene Aufnahme an täglichen Vitaminen und Mineralstoffen zu bekommen, soll Ihnen die folgende Tabelle Hilfestellung leisten. Allerdings sind diese Angaben ein Querschnitt (weiblich/männlich, Jugendliche/Erwachsene). Jeder Mensch hat seinen eigenen, individuellen Energieverbrauch.
Dieser hängt von seinem Alter, Geschlecht und anderen individuellen Faktoren ab. Grobe Faustregel hierbei:
Grundumsatz + Leistungsumsatz = Gesamtumsatz

Der **Grundumsatz** ist der Energie-(Kalorien-)Verbrauch, den der Körper benötigt, um in völliger Ruhe alle Organfunktionen aufrechtzuerhalten. Angegeben wird er mit 1 kcal pro Kilogramm Körpergewicht pro Stunde.
Der **Leistungsumsatz** ist die Energie, die bei körperlicher Bewegung verbraucht wird.
Grundumsatz und Leistungsumsatz zusammen ergeben den **Gesamtumsatz**. Im Schnitt beträgt er bei Frauen 2000 bis 2400 kcal, bei Männern 2500 bis 3000 kcal.
Um ein gesundes Gewicht zu halten, sollte also täglich nicht über dem Gesamtkalorienumsatz gegessen, aber auch nicht akribisch nachgerechnet werden.

Referenzwerte für die tägliche Nährstoffzufuhr	
Vitamine	
Vitamin A (Retinol)	0,8–1,1 mg
Vitamin B_1 (Thiamin)	1,0–1,3 mg
Vitamin B_2 (Riboflavin)	1,2–1,5 mg
Vitamin B_6 (Pyridoxin)	1,2–1,6 mg
Vitamin B_{12} (Cobalamin)	3,0 µg
Biotin	30–60 µg
Vitamin C (Ascorbinsäure)	100 mg
Vitamin D (Calciferole)	5 µg
Vitamin E (Tocopherole)	11–15 mg
Folsäure	300 µg
Vitamin K (Phyllochinone)	60–80 µg
Niacin	13–17 mg
Pantothensäure (B5)	6 mg
Makronährstoffe	
Eiweiß	0,8–0,9 g/kg Körpergewicht
Fett	30 % der Gesamtenergie
Kohlenhydrate	55 % der Gesamtenergie
Mineralstoffe und Spurenelemente	
Chlorid (Cl)	830 mg
Chrom (Cr)	30–100 µg
Eisen (Fe)	10–15 mg
Fluorid (F)	2,9–3,8 mg
Jod (I)	180–200 µg
Kalium (K)	2000 mg
Kalzium (Ca)	1000–1200 mg
Kupfer (Cu)	1,0–1,5 mg
Linolsäure (Omega-6, n-6)	2,5 % der Gesamtenergie
-Linolensäure (Omega-3, n-3)	0,5 % der Gesamtenergie
Magnesium (Mg)	300–400 mg
Mangan (Mn)	2,0–5,0 mg
Molybdän (Mo)	50–100 µg
Natrium (Na)	550 mg
Phosphor (P)	700–1250 mg
Selen (Se)	30–70 µg
Zink (Zn)	7,0–10,0 mg

Quelle: Deutsche Gesellschaft für Ernährung (DGE)

Makronährstoffe

Die Ernährung setzt sich vereinfacht aus den drei Grundbausteinen Eiweiß, Fett und Kohlenhydrate zusammen, die auch Makronährstoffe genannt werden. Normalerweise sollte die tägliche Aufnahme dabei 15 Energieprozent Eiweiß, 30 Energieprozent Fett und 55 Energieprozent Kohlenhydrate betragen. Wobei sich die Werte nach oben oder unten verschieben können, je nach Art der Arbeit und Lebensweise (siehe Seite 9).

Eiweiß

Eiweiß (EW) oder Proteine sind eine allgemeine Bezeichnung für natürliche Stoffe, die sich aus rund 22 Aminosäuren zusammensetzen und die in allen lebenden Organismen (Pflanzen, Tiere) vorkommen. Von den 22 Aminosäuren sind 8 essenziell, also lebensnotwendig, und müssen von außen zugeführt werden, da der Körper sie nicht selbst herstellen kann. Eiweiße sind notwendig für Bau und Funktion jeder einzelnen Körperzelle und helfen bei der Regulation eines gesunden Stoffwechsels. Der Eiweißgehalt von tierischen und pflanzlichen Lebensmitteln ist unterschiedlich und damit auch ihre biologische Wertigkeit (Verfügbarkeit der Nährstoffe eines Lebensmittels für den menschlichen Körper). Tierische Eiweiße gelten als vollständig, da sie alle acht essenziellen Aminosäuren enthalten und der Körper das darin enthaltene Eiweiß direkt nutzen kann, ohne viel umbauen zu müssen. Da auch in Pflanzen wie **Avocado**, **Bananen**, **Kokosnuss**, **Hanf** oder **Quinoa** alle acht Aminosäuren vorkommen, ist tierische Kost allerdings nicht notwendig. Durch eine gezielte Kombination pflanzlicher Eiweiße (wie Bohnen und Mais) kann der Gesamteiweißgehalt zusätzlich gesteigert und eine vollständige Verfügbarkeit gewährleistet werden. Ob tierische oder pflanzliche

Eiweiße für den Körper gesünder sind, wird unter Experten und Wissenschaftlern diskutiert. Als besser verwertbar gelten zwar die tierischen, allerdings produziert der Körper bei der Verdauung dieser Lebensmittel Säure, die bei zu reichlicher Aufnahme nicht mehr über den Urin ausgeschieden, sondern im Körper abgelagert wird, was gesundheitliche Schäden zur Folge haben kann.

WICHTIG

Wie gesund ist Soja?
Soja und Sojaprodukte senken den Cholesterinspiegel und erhöhen die Aufnahme hochwertiger Proteine. Sie sind eine gute Eiweißquelle für Veganer, sollten allerdings nicht übermäßig verzehrt werden, da sie Phytoöstrogene enthalten, sogenannte Isoflavonoide, die bei übermäßigem Verzehr den Hormonspiegel beeinflussen können. Außerdem wird der Bohne eine Beeinträchtigung der Schilddrüse nachgesagt.

Hochwertige Eiweißquellen

Dazu zählen in erster Linie Algen wie Chlorella und Spirulina, Bohnen, Chiasamen, Erbsen, Hanf, Kichererbsen, Leinsamen, Linsen, Nüsse und Kerne aller Art, Quinoa, Seitan (Weizenfleisch), Sesam, Shiitake-Pilze, Sojabohnen, Sojajoghurt, Sojamilch, Süßlupine und Tofu. Tatsächlich enthält auch jedes andere Lebensmittel, einschließlich Obst und Gemüse, gewisse, wenn auch geringere Anteile an Eiweiß. Da Obst und Gemüse außerdem tendenziell basisch verstoffwechselt werden, regulieren sie somit den Säure-Basen-Haushalt und den pH-Wert im Körper. Der pH-Wert (potentia Hydrogenii) bezieht sich auf die Konzentration des Wasserstoffs, die für den Säuregehalt des Blutes verantwortlich ist. Die pH-Wert-Skala zeigt an, wie sauer oder basisch der Körper ist, und reicht von 0 bis 14, wobei < 7 sauer, 7 neutral und > 7 basisch (alkalisch) ist. Bei einem gesunden Stoffwechsel liegt der Idealwert bei 7,4.

Fette

Nahrungsfette werden auch Lipide (wasserunlösliche und fettähnliche Stoffe) genannt. Sie bestehen fast ausschließlich aus Triglyceriden, also aus einem Molekül Glycerin und drei Fettsäuren. Knapp 90 Prozent unserer Nahrungsfette bestehen aus diesen Triglyceriden. Der Mensch benötigt Fette vor allem, um Zellen, Zellwände und Muskeln aufzubauen. Fett wärmt den Körper und schützt die Organe. Ohne Fett können viele lebensnotwendige Vitamine nicht aufgenommen werden.
Alle Fettsäuren bestehen hauptsächlich aus Kohlenstoff- und Wasserstoffatomen. Je nach Menge der einzelnen Kohlenstoffverbindungen werden diese in gesättigte, einfach ungesättigte und mehrfach ungesättigte Fettsäuren aufgeteilt. Letztere sind für den Organismus lebensnotwendig und essenziell, alle anderen Fette kann der Körper selbst herstellen. Mehrfach ungesättigte Fettsäuren teilen sich in Omega-6-Fettsäuren (n-6) und Omega-3-Fettsäuren (n-3) auf (siehe Seite 21) und sind unter anderem in Sonnenblumenöl, Leinöl, Samen oder Mandeln enthalten.
Kokosfett nimmt bei den Fetten eine Extrastellung ein. Obwohl es eine gesättigte Fettsäure ist, ist es, entgegen stark verankerten Aussagen, eines der gesündesten Fette, die uns die Natur zur Verfügung stellt. Die Fettsäuren des Kokosöls lassen freien Radikalen – Molekülen, die im Körper unseren Alterungsprozess beschleunigen und Erkrankungen fördern können – keine Chance. Die Laurinsäure im Kokosöl fängt sie sogar ein und regt zu einem erhöhten Stoffwechsel und somit zu einer gesteigerten Fettverbrennung an.
Allerdings sind freie Radikale nicht per se negativ. Da sie von Immunzellen im menschlichen Körper produziert werden, um Tumorzellen und Krankheitserreger zu zerstören, besitzen sie auch positive Eigenschaften.
Auch für die Aufnahme einiger Vitamine ist Fett unumgänglich. So gehören die Vitamine A, D, E und K zu den sogenannten fettlöslichen Vitaminen und können nur in Verbindung mit Fett vom Körper genutzt werden.

Vitamin C und alle B-Vitamine hingegen sind wasserlöslich und unabhängig von der Fettzufuhr. Es ist übrigens unwichtig, ob Vitamine und Fette zeitgleich oder zeitversetzt eingenommen werden. Der Körper hat bei einer normalen Ernährung dauerhaft so viele Fette im Verdauungstrakt, dass er diese nutzen kann, um Vitamine aufzuspalten. Fette braucht der Mensch also, um gesund zu sein und neue Zellen zu produzieren, Stoffwechselabläufe im Körper voranzutreiben und die Haut zu straffen (das ist auch der Grund, weshalb in vielen Hautcremes körpereigene Lipide enthalten sind). Dass man so wenig wie möglich an Fetten zu sich nehmen soll, stimmt somit nicht. Es kommt auf die Auswahl der richtigen Fette an.

Hochwertige Fettsäuren

Zu dieser Gruppe gehören Avocado, Erdnussöl, Hanföl (unerhitzt), Kerne, Kokosfett, Leindotteröl (unerhitzt), Leinöl (unerhitzt), Nüsse, Olivenöl (unerhitzt), Rapsöl, Samen, Sesamöl und Walnussöl (unerhitzt).

WICHTIG

Vorsicht, Transfettsäure!

Von Transfettsäuren (ungesättigten Fettsäuren), die bei der Härtung pflanzlicher Öle entstehen, wie bei Margarine oder Fertigprodukten, wird gänzlich abgeraten. Beim Erhitzen von Pflanzenölen können sich ebenfalls Transfette bilden, ausgenommen Erdnussöl, Sesamöl und Kokosöl. Transfette erhöhen unter anderem das Risiko für Herz-Kreislauf-Erkrankungen und Arterienverkalkung.

Kohlenhydrate

Als Kohlenhydrate (KH) oder auch Saccharide gelten alle Stärke- und Zuckerarten, wie zum Beispiel raffinierter Zucker, Fruchtzucker und der Mehrfachzucker der Pflan-

zenfasern in Obst, Gemüse und Kräutern. Monosaccharide (Einfachzucker) enthalten drei bis sieben Kohlenstoffatome. Dazu zählen Glucose (Traubenzucker), Fructose (Fruchtzucker) und Galactose (Schleimzucker). Disaccharide (Zweifachzucker) setzen sich aus zwei Monosaccharid-Molekülen zusammen. Als Disaccharide werden Saccharose (Rohr- und Rübenzucker), Laktose (Milchzucker) und Maltose (Malzzucker) bezeichnet. Polysaccharide (Mehrfachzucker) bestehen aus mindestens zehn Monosaccharid-Molekülen. Dazu gehören Amylose (Stärke), Glykogen (Leberstärke) und Zellulose (Hauptbestandteil pflanzlicher Zellwände).
Kohlenhydrate dienen als Energielieferanten. Im Gegensatz zu Fetten sind Kohlenhydrate direkt verwertbar. Einfache, kurzkettige Kohlenhydrate gelangen schnell ins Blut, lassen den Insulinspiegel ansteigen und geben umgehend Energie. Komplexe, langkettige Kohlenhydrate wie Kartoffeln oder Getreide werden langsamer abgebaut und bieten so langanhaltende Energie. Sie sind nachhaltiger für den Körper, da sie einen langsamen Anstieg des Blutzuckerspiegels und somit der Energie bedeuten. Kohlenhydrate, egal ob einfach oder komplex, werden in Form von Glykogen in Leber und Muskeln gespeichert.

Hochwertige Kohlenhydratquellen

Dazu gehören Amaranth, Banane, Dinkel, Gerste, Hafer, Kartoffeln, Mais, Quinoa, Vollkornbrot, -nudeln und -reis. Aber auch in anderen Lebensmitteln sind Kohlenhydrate zu einem gewissen Anteil enthalten.

Wasser

Wasser ist Lebenselixier und wird ebenfalls gesondert den Makronährstoffen zugeordnet. Der Mensch besteht zu mindestens 70 bis 75 Prozent aus Wasser, das Gehirn sogar zu 80 bis 90 Prozent. Da wundert es nicht, dass jede einzelne der rund 100 Billionen Zellen nur mit und durch Wasser funktioniert. Je nach Körpergröße und individuellem Bedarf sollten 1,5 bis 2,5 Liter Wasser getrunken werden, am besten ohne Kohlensäure, denn eigentlich ist der in der Kohlensäure enthaltene Kohlenstoff ein Abfallprodukt, das beim Ausatmen entsteht. Es durch kohlensäurehaltige Getränke wieder zu sich zu nehmen, kann den Körper irritieren und übersäuern. Kohlensäure ist, wie der Name schon sagt, sauer für unseren Körper und wird auch so verstoffwechselt, was wiederum Einfluss auf den pH-Wert hat. Da Wasser täglich zugeführt werden sollte, hier ein paar einfache Tricks, um sich selbst an das Trinken zu erinnern:

- Nach dem Aufstehen ein Glas körperwarmes Wasser trinken, das gleicht den Wasserverlust der Nacht aus.
- Eine Karaffe mit Wasser und ein Glas sollten immer griffbereit stehen, so vergessen Sie das Trinken nicht.
- Bei Hungergefühlen sollten Sie erst mal ein Glas Wasser trinken, denn Appetit wird oft mit Hunger verwechselt.
- Ist Ihnen pures Wasser zu langweilig, geben Sie eine Scheibe Zitrone, Limette oder Orange dazu.

Welche Nährstoffe sind wichtig?

Um einem Nährstoffmangel vorzubeugen, gilt es einige Nährstoffe besonders im Auge zu behalten.

Vitamin B_{12}

Vitamin B_{12} (Cobalamin) gilt als häufig aufgeführtes Risiko für Veganer. B_{12} ist ein essenzielles Vitamin, das der Körper nicht selbst herstellen kann und das folglich von außen zugeführt werden muss, allerdings nicht täglich, da das Vitamin in der Regel drei bis fünf Jahre in Leber oder Niere gespeichert werden kann. B_{12} entsteht durch Darmbakterien (Mikroorganismen) und dem im Magen gebildeten Intrinsic Factor (Glycoprotein). Durch die Kombination beider kann das Vitamin B_{12} dann im Dünndarm, genauer im Ileum (Krummdarm), resorbiert werden. B_{12} ist notwendig um die menschliche DNA herzustellen, Zellen wachsen oder teilen zu lassen.

INFO

B_{12}-angereicherte Produkte im Supermarkt
Die Lebensmittelindustrie hat das Thema längst aufgegriffen und so gibt es im Supermarkt zahlreiche Lebensmittel mit B_{12}-Zusatz wie Sojamilch, Sojajoghurt oder Tofu. Diese Produkte enthalten allerdings synthetisch hergestelltes Vitamin B_{12}, das sogenannte Cyanocobalamin. Im Vergleich zu den natürlichen Formen Methylcobalamin und Adenosylcobalamin ist Cyanocobalamin nicht bioaktiv, wird also vom menschlichen Körper weniger gut aufgenommen und verstoffwechselt. Welches Cobalamin im Produkt enthalten ist, steht auf der Verpackung oder kann beim Hersteller erfragt werden.

Ein B_{12}-Mangel kommt bei Mischköstlern ebenso vor wie bei Vegetariern und Veganern. Ein Mangel kann viele unterschiedliche Symptome wie Müdigkeit, Nervenschäden, Verdauungsstörungen, Immun- oder Leistungsschwäche zeigen, und das oft erst nach Jahren, wenn die Speicher in Leber, Niere und Gewebe leer sind.
Cobalamin befindet sich überwiegend in tierischen Produkten wie Fleisch, Geflügel, Fisch, Muscheln, Meeresfrüchten und in geringeren Mengen in Milch. Durch gesunde Böden und biologischen Anbau der Lebensmittel ohne Herbizide und Pestizide kam B_{12} früher häufiger auf Obst und Gemüse vor und so wurde das Vitamin regelmäßig aufgenommen. Heute, in Zeiten der Industrialisierung, ist B_{12} kaum noch in natürlichen Lebensmitteln zu finden. Zwar gibt es B_{12}-ähnliche Stoffe in knapp 50 Lebensmitteln, darunter Chlorella-Algen, Weizengras oder Miso (japanische Sojabohnenpaste), gleichwohl ist

sich die Wissenschaft hierbei noch nicht einig, wie der Körper diese sogenannten B_{12}-Analoga in Pflanzen verwerten kann. In fermentierten Lebensmitteln wie Sauerkraut, Gemüse-Pickles oder selbstgemachtem Nussjoghurt sind Milchsäurebakterien vorhanden, die in geringen Mengen natürliches B_{12} gebildet haben.

Erhöhtes Homocystein – Indikator für Vitamin-B_{12}-Mangel

Bei pflanzlicher Ernährung wird einmal jährlich ein Bluttest beim Hausarzt empfohlen. Hierbei ist die Messung des Homocystein-Werts von besonderer Wichtigkeit. Ein zu hoher Wert schädigt die Gefäßwände und fördert die Einlagerung von Fetten, was zu Gefäßverkalkungen führen kann. Um Homocystein zu regulieren, ist Vitamin B_{12} notwendig. Da der Mensch im Alter zu einem B_{12}-Mangel tendiert, kann es leicht zu einem gesundheitlichen Ungleichgewicht kommen. Ebenso wichtig ist die Resorptionsfähigkeit des Darms, auch wird ein enger Zusammenhang zwischen Vitamin D (Sonne, Tageslicht) und der Aufnahme von B_{12} vermutet.
Festzustellen ist ein B_{12}-Mangel unter anderem anhand eines MMA-(Methylmalonic Acid)-Urintests, der gezielt die Konzentrationen verschiedener Stoffwechselprodukte bestimmt. Eine andere Möglichkeit der Messung bietet der sogenannte Holo-TC-Test, der die aktive Form des B_{12} misst, den Indikator Holo-Transcobalamin (Holo-TC). Beides gibt einen guten Schnitt über Ihren B_{12}-Spiegel.
Da das Vitamin zu einem der wichtigsten Vitalstoffe zählt und sich ein Mangel erst nach Jahren bemerkbar machen kann, sollte bei einer überwiegend oder komplett pflanzlichen Ernährung darauf besonderen Wert gelegt werden. Auf dem Markt gibt es mittlerweile unzählige Anbieter für B_{12}-Präparate. Welches Mittel am besten zu Ihnen passt und von Ihrem Körper gut aufgenommen werden kann, können Sie mit Ihrem Hausarzt besprechen. Eine Über-

dosierung ist übrigens nicht möglich. Überschüssiges B_{12} wird über die Nieren im Urin ausgeschieden.

INFO

Welche B_{12}-Präparate gibt es?
Eine tägliche Aufnahme an B_{12} ist mit der Zahnpasta Dental Med von Sante gewährleistet. Eine jährliche intramuskuläre Spritze beim Hausarzt sowie Tabletten, etwa von VEG1, oder Tropfen sind gute Alternativen, um den Speicher aufzufüllen. Bei allen Präparaten gilt: Auf die richtigen Cobalamin-Formen (siehe Seite 17) achten.

Kalzium

Kalzium (Ca) ist ein essenzieller Mineralstoff, der dem menschlichen Körper täglich zugeführt werden sollte. Dabei wird eine Aufnahme von 1000 Milligramm pro Tag empfohlen. Kalzium ist unter anderen für die Regulierung des Wasserhaushaltes (Elektrolythaushalt) und für gesunde Knochen, Muskeln und Zähne wichtig.
Um Kalzium aufzunehmen und zu speichern, ist wiederum Vitamin D notwendig. Vitamin D wird in der Haut durch Tageslicht und Sonne gebildet, weshalb in nördlicheren und östlicheren Teilen Deutschlands empfohlen wird, auf mindestens 15 Minuten Tageslicht täglich zu achten.
Ein Kalziummangel (Hypokalzämie) kann sich durch Kribbeln in Händen und Füßen, trockene Haut, Haarausfall und allgemeine Erschöpfungserscheinungen äußern. Kalzium ist unter anderem in Milch und Milchprodukten enthalten, anders als weithin vermutet gibt es aber weitaus bessere Kalziumlieferanten. Sesamsamen zum Beispiel enthalten fast fünfmal so viel Kalzium wie Milch und auch Leinsamen und Haselnüsse können Milch toppen.

So decken Sie den Tagesbedarf von 1000 mg Kalzium
467 g Amaranth/Tag (100 g enthalten 214 mg Ca)
526 g getrocknete Feigen/Tag (100 g enthalten 190 mg Ca)
508 g grüne Bohnen/Tag (100 g enthalten 197 mg Ca)
472 g Grünkohl/Tag (100 g enthalten 212 mg Ca)
397 g Mandeln/Tag (100 g enthalten 252 mg Ca)
128 g Sesamsamen/Tag (100 g enthalten 783 mg Ca)

Jod

Jod (I) ist ein Spurenelement, das als eine Art Baustein für die Schilddrüsenhormone Trijodthyronin (T3) und Thyroxin (T4) benötigt wird. Das Schilddrüsenhormon ist unter anderem wichtig für eine gesunde Knochenbildung und einen funktionierenden Energiestoffwechsel. Ein Jodmangel kann zu einer Größenzunahme der Schilddrüse (Kropfbildung) oder zu Schlafstörungen und Nervosität führen.
Als Hauptlieferant für Jod gelten zum Beispiel Meerestiere, Fisch, Eier und Milch. Pflanzliche gute Alternativen sind Algen in jeder Form, ob getrocknet, frisch, als Salat oder in der Suppe. Mit Jod angereichertes Salz gibt es mittlerweile überall zu kaufen.
Auch in Pflanzen kommt Jod vor, zum Beispiel in Spinat, Brokkoli oder Kichererbsen, allerdings in geringeren Dosen als in tierischen Produkten.

So decken Sie den Tagesbedarf von 190 µg Jod
950 g Brokkoli/Tag (100 g enthalten 20-25 µg I)
0,2 g Kombu-Alge/Tag (100 g enthalten 100 000 µg I)
950 g Kichererbsen/Tag (100 g enthalten 20 µg I)
2,4 g Nori-Alge/Tag (100 g enthalten 8000 µg I)
950 g Spinat/Tag (100 g enthalten 20 µg I)
1,9 g Wakame-Alge/Tag (100 g enthalten 10000 µg I)

Bei Problemen mit der Schilddrüse sollte auf Jod besonders geachtet werden. Gerade mit Algen kann die täglich empfohlene Menge von 180 bis 200 Mikrogramm (µg) pro Tag schnell überschritten sein.

Omega-3 und Omega-6-Fettsäuren

Omega-3- und Omega-6-Fettsäuren (n-3 und n-6) gelten als mehrfach ungesättigte Fettsäuren und stehen in Korrelation zueinander. Zu Omega-3 gehören **DHA** (Docosahexaensäure), **EPA** (Eicosapentaensäure) und **ALA** (Alpha-Linolensäure), zu Omega-6 die Linolsäure.
Alpha-Linolensäure und Linolsäure sind essenziell und müssen dem Körper über die Nahrung zugefügt werden. Das Verhältnis zwischen Omega-3- und Omega-6-Fettsäuren sollte laut Studien in Deutschland mindestens 1:5 betragen. Beide Fettsäuren sind wichtig für das Gehirn, sie steigern die Konzentration und Leistung und schützen das Herz-Kreislauf-System.
Enthalten sind sie entgegen einigen Vermutungen nicht nur in Fisch. Die lebenswichtige Alpha-Linolensäure, aus der der menschliche Körper DHA und EPA produzieren kann, kommt sogar überwiegend in pflanzlichen Lebensmitteln vor, etwa in Avocado, Distelöl, Erdnüssen, Leinöl, Maiskeimöl, Rapsöl oder Walnüssen. Leinöl zum Beispiel ist so effektiv, dass schon ein Löffel davon pro Tag die vorgegebene Aufnahmemenge von Alpha-Linolensäure decken kann.
Omega-3 und Omega-6 Fettsäuren sind ebenso in Chiasamen und Hanföl im Verhältnis 1:3 enthalten, diese Zahlen können Quinoa mit 1:13 und Amaranth mit 1:50 sogar noch überbieten. Beide Lebensmittel sind somit gute Quellen für die lebenswichtigen Fettsäuren.
Mangelerscheinungen an Omega-3- und Omega-6-Fettsäuren können sich unter anderem durch chronische Entzündungen, Sehschwäche oder Aufmerksamkeitsstörungen bemerkbar machen.

So decken Sie den Tagesbedarf von 1,5 g Omega-3, α-Linolensäure
8 g Chiasamen/Tag (100 g enthalten 18,5 g n-3)
7,5 g Hanföl/Tag (100 g enthalten 20 g n-3)
2,7 g Leinöl/Tag (100 g enthalten 55 g n-3)
1,6 g Rapsöl/Tag (100 g enthalten 91 g n-3)
1,9 g Sojaöl/Tag (100 g enthalten 77 g n-3)
2 g Walnüsse/Tag (100 g enthalten 75 g n-3)
1,9 g Weizenkeimöl/Tag (100 g enthalten 78 g n-3)

So decken Sie den Tagesbedarf von 7,5 g Omega-6, Linolsäure
10 g Distelöl (100 g enthalten 0,75 g n-6)
88 g Haselnüsse (100 g enthalten 8,5 g n-6)
58,6 g Mandeln (100 g enthalten 12,8 g n-6)
76,5 g Sojabohnen (100 g enthalten 9,8 g n-6)
11,9 g Sonnenblumenöl (100 ml enthalten 63,1 g n-6)
21,9 g Walnüsse (100 g enthalten 34,3 g n-6)

Eiweiß

Ein Mangel an Eiweiß (EW) gilt als Risiko bei einer veganen Ernährung. Ganz zu Unrecht, wie schon auf Seite 11 f. erläutert. Bei einer ausgewogenen pflanzlichen Ernährung kann ein Defizit leicht verhindert werden.

So decken Sie den Tagesbedarf von 60 g Eiweiß (ausgehend von 60 kg Körpergewicht)
237 g Erdnusskerne/Tag (100 g enthalten 25,3 g EW)
290 g grüne Bohnen/Tag (100 g enthalten 20,7 g EW)
255 g Linsen/Tag (100 g enthalten 23,5 g EW)
172 g Sojabohnen/Tag (100 g enthalten 34,9 g EW)
146 g Sojamehl/Tag (100 g enthalten 41 g EW)
566 g Weizen/Tag (100 g enthalten 10,6 g EW)

Eisen

Eisen (Fe) ist ein Mineralstoff, der unter anderem für die Produktion von roten Blutkörperchen, deren Farbe (Hämoglobin) und ausreichend Sauerstoff im Blut zuständig ist.
Einem Eisenmangel (Anämie) liegt häufig ein hoher Blutverlust oder eine einseitige Ernährung zugrunde. Somit sind genauso viele Mischköstler davon betroffen wie Vegetarier oder Veganer. Gründe für einen Mangel sind die Zunahme denaturierter Nahrung (wie etwa industriell hergestellter oder genetisch veränderter Lebensmittel), Probleme bei der Aufnahme von Eisen durch den Darm sowie bestimmte Lebensmittel (Kaffee, Tee) oder Medikamente (Antibiotika), die die Eisenaufnahme im Körper hemmen.
Ein Mangel äußert sich häufig durch rissige Mundwinkel, schlechte Wundheilung oder spröde Haare und Nägel, außerdem können Müdigkeit und Kopfschmerzen auftreten.
Als Hauptlieferant von Eisen für Veganer gelten Hülsenfrüchte, Getreide, Pfifferlinge und verschiedene Kräuter. Kürbiskerne und Sesamsamen sind kleine Eisenbomben, die den Eisengehalt von Fleisch locker überbieten. Durch die gleichzeitige Aufnahme von Vitamin C kann die Aufnahme von Eisen sogar noch erhöht werden.

So decken Sie den Tagesbedarf von 12,5 mg Eisen
138 g Amaranth/Tag (100 g enthalten 9 mg Fe)
73 g getrocknete Pfifferlinge/Tag (100 enthalten 17,2 mg Fe)
100 g Kürbiskerne/Tag (100 g enthalten 12,5 mg Fe)
152 g Leinsamen/Tag (100 g enthalten 8,2 mg Fe)
156 g Quinoa/Tag (100 g enthalten 8 mg Fe)
125 g Sesamsamen/Tag (100 g enthalten 10 mg Fe)
595 g Sojamehl/Tag (100 g enthalten 2,1 mg Fe)

Die vegane Ernährungspyramide

Die zuvor genannten Werte sind Durchschnitts- und Richtwerte und natürlich von Lebensmittel zu Lebensmittel unterschiedlich. Bedenken Sie bitte auch, dass ein Gericht aus verschiedenen Komponenten und Zutaten besteht, sich die Nährstoffe also addieren. Laut American Dietetic Association (ADA) ist eine vegane Ernährung ebenfalls für Schwangere und Mütter in der Stillzeit, Kinder, Jugendliche oder Sportler geeignet. Allerdings ist auf eine erhöhte Nährstoffaufnahme zu achten. Wie Sie gewährleisten, dass Ihre Nahrung das richtige Verhältnis von Makronährstoffen, Vitaminen und Mineralstoffen hat, zeigt die folgende vegane Ernährungspyramide. Zusätzliche wichtige Informationen hierzu finden Sie auch auf der vorderen Umschlaginnenseite des Kompasses.

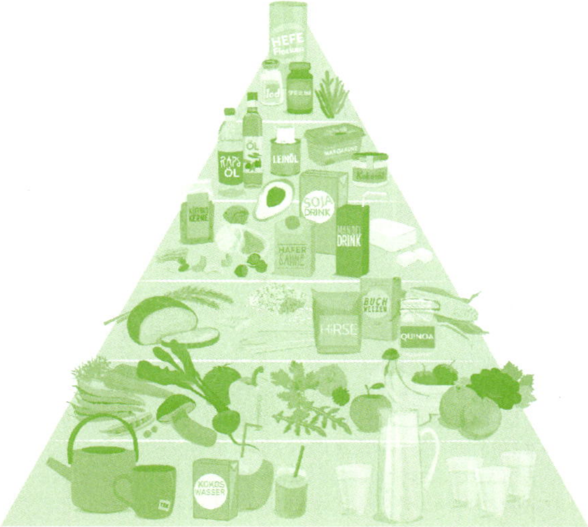

Vegane Küche

Legen Sie sich einen Vorrat an Lebensmitteln zu, die sich lange lagern lassen, luft- oder lichtgeschützt verpackt sind und eine gute Basis bieten, um mit anderen, frischen Lebensmitteln eine Vielzahl von Gerichten zu ergeben. Samen, Kerne und Nüsse werten jeden Salat und jede Suppe auf. Getrocknete Früchte süßen Müsli und Smoothie und bieten ebenfalls eine tolle Grundlage für Torten, Kuchen oder Brote. Hülsenfrüchte ergeben wunderbar würzige Pasten und Chilis. Öle komplettieren jedes Gericht und schenken kalt zum Schluss darüber gegeben ein extra Aroma. Haltbare und gefrorene Früchte bieten eine ideale Grundvoraussetzung für exotische Dessertkombinationen, Fruchtsoßen oder Chutneys.

WICHTIG

Vegane Stolperfallen
Versteckte tierische Inhaltsstoffe in Industrieware sind keine Seltenheit. So können Kartoffelchips in Schweineschmalz frittiert worden sein, Gummibärchen, Weingummis oder Götterspeise aus Gelatine (Collagen aus Knochen, Knorpel, Sehnen von Tieren) bestehen, Wein, Sekt, Säfte, Bier und Spirituosen mit Hausenblasen (aufbereitete Schwimmblasen von Fischen) gefiltert oder mit Eiklar oder Milcheiweiß geklärt oder geschönt worden sein. Gleiches gilt für Essig. Das glänzende Obst im Supermarktregal kann mit Schellack gewachst worden und der weiße Industriezucker durch Tierkohle entfärbt worden sein. Diese Verarbeitungsstufen und Herstellungsschritte werden bei Produkten oft nicht angegeben, können aber direkt beim Hersteller erfragt oder in Portalen wie www.foodwatch.org nachrecherchiert werden.

Vegan einkaufen – was ist zu beachten?

Auf Qualität beim Einkaufen sollte Wert gelegt werden, denn je natürlicher ein Lebensmittel gewachsen oder hergestellt worden ist, desto höher ist auch seine Nährstoffdichte (siehe Seite 87).
Da Veganismus zudem einen ökologischen Fokus hat, gilt auch bei Verpackungen: so oft wie möglich Alternativen zu Plastik suchen! Mittlerweile gibt es verpackungsfreie Supermärkte wie www.original-unverpackt.de. Oder biologisch abbaubare Verpackungen aus Mais- oder Kartoffelstärke, Reis, Zuckerrohr oder Birkenholz.
Die nachfolgende Liste der Lebensmittel, die eine ideale Basis für viele tolle Gerichte bieten, kann Ihnen die Auswahl beim Einkauf erleichtern.

Vegane Lebensmittel zur Vorratshaltung

Getreide und Pseudogetreide

- Amaranth
- Hirse
- Mais
- Pasta
- Polenta (Maisgrieß)
- Quinoa
- Reis
- Wildreis

Hülsenfrüchte

- Erbsen
- Erdnüsse
- Kichererbsen (trocken, Glas, Dose)
- Kidneybohnen (trocken, Glas, Dose)
- Linsen (trocken, Glas, Dose)
- Sojabohnen (trocken, Glas, Dose)
- Weiße Bohnen (trocken, Glas, Dose)

Mehl, Stärkemehl, Backzutaten

- Buchweizenmehl
- Dinkelmehl
- Guarkernmehl
- Johannisbrotkernmehl
- Kartoffelstärke
- Pfeilwurzelmehl
- Vollkornmehl
- Weinsteinbackpulver

Öle, Fette

- Kokosöl
- Leinöl
- Olivenöl, kaltgepresst
- Pflanzenmargarine
- Rapsöl

Milchalternativen

- Sojadrink
- Haferdrink
- Mandeldrink
- Reisdrink
- Dinkeldrink
- Kokosmilch

Essig

- Apfelessig
- Balsamico-Essig, hell oder dunkel
- Kräuteressig

Hier darauf achten, dass der Essig vegan ist, das heißt nicht mit Gelatine geklärt wurde.

Würzmittel (süß/salzig)

- Agavendicksaft
- Gemüsebrühe-Pulver
- Hefeflocken
- Kokosblütenzucker
- Miso-Paste (fermentierte Sojabohnenpaste)
- Sojasoße
- Stevia

Samen, Kerne

- Buchweizensamen
- Cashewkerne
- Chiasamen
- Hanfsamen
- Kokosnuss
- Kürbiskerne
- Leinsamen
- Mandeln
- Pekannüsse
- Sesampaste (Tahin)
- Sesamsamen
- Sonnenblumenkerne

Getrocknete Früchte, Müsli-Einlagen

- Amaranth, gepoppt
- Datteln
- Dinkelflocken
- Feigen
- Gojibeeren
- Haferflocken
- Hirseflocken
- Maulbeeren
- Rosinen

Nüsse

- Haselnüsse
- Haselnussmus
- Macadamia
- Macadamia-Nussmus
- Walnüsse

Frische Lebensmittel auf Vorrat

- Frische Kräuter im Topf, wie Basilikum, Dill, Petersilie, Salbei, Schnittlauch
- Limette
- Sprossen wie Alfalfa, Kresse, Mungobohnen
- Tofu
- Zitrone

Feinkost

- Algen (Wakame, Nori)
- Getrocknete Tomaten
- Kapern
- Oliven
- Tomatenpassata (Tomatenmark)

INFO

Sprossen selber ziehen

Es gibt unzählige Keimsaaten im Supermarkt oder Bioladen zu kaufen und verschiedene Möglichkeiten, diese zu Hause zu ziehen. Fertige Keimgefäße oder umgedrehte Einweckgläser, getoppt mit zum Beispiel einem Stück Stoff, lassen sich gut in der Küche auf der Fensterbank lagern. Wer mehr Sprossen ernten möchte, entscheidet sich für Keimmaschinen oder -behälter mit mehreren Etagen, die täglich gewässert werden. Die Keimzeit variiert je nach Sprossen zwischen zwei und sechs Tagen. Gesund sind Sprossen in allen Stadien, sie enthalten Antioxidanzien und aktive Enzyme.

Was ist dran an „Bio“?

Biologisch angebaute Lebensmittel sind zwar etwas teurer, dafür fallen bei einer veganen Ernährung andere kostenintensive Produkte weg, wie Fleisch, Fisch, Käse oder Eier.

Durch die gesteigerte Nachfrage bieten auch immer mehr Discounter vegane Bioprodukte an.
Von den aktuell rund 68 800 Bioprodukten aus 4400 deutschen Unternehmen haben die Konsumenten auf jeden Fall Vorteile zu erwarten. Das zeigen unter anderem die folgenden Richtlinien, die klar für Bioprodukte sprechen:

- Es werden keine chemisch-synthetischen Pestizide und Düngemittel eingesetzt.
- Mindestens 95 Prozent der Inhaltsstoffe eines Produktes müssen aus Öko-Landwirtschaft kommen.
- Auf Geschmacksverstärker oder künstliche erzeugte Farbstoffe, Emulgatoren oder Aromen wird verzichtet.
- Jährlich wird eine Kontrolle des Betriebs vorgenommen.
- Höchstens 0,9 Prozent der Zutaten dürfen gentechnisch veränderte Organismen (GVO) enthalten.

Der Begriff »Bio«, »Öko« oder »aus kontrolliert biologischem Anbau« ist durch EU-Recht europaweit geschützt. Das heißt, was sich Bio nennt, muss auch den vorgegebenen Richtlinien entsprechen. Mindestens 95 Prozent der Zutaten (bei Fertigprodukten, Brot, Gerichten im Restaurant, die als »Bio« gekennzeichnet sind) müssen ökologischen Ursprungs sein. Die restlichen Zutaten dürfen aus konventionellen Erzeugnissen stammen. Neben den beiden großen und bekannten Biosiegeln (siehe Umschlagklappe hinten) gibt es weitere, wie *Bioland* oder *Demeter*, die sich an ihren individuellen Richtlinien orientieren. Eine Übersicht finden Sie im Internet unter dem Link http://biodukte.de/biosiegel.

Alternativen zu Fleisch & Co.

Alte Kochbücher müssen Sie übrigens nicht aussortieren, denn mit ein paar einfachen Tricks lassen sich viele Gerichte »veganisieren«. Dabei kann sich der klassische

Geschmack durch die Ersatzprodukte verändern, sodass neue Aromen entstehen. Probieren Sie es einfach aus. Wie Sie mit welcher Zutat die einzelnen Lebensmittel am besten ersetzen, zeigen die nachfolgenden Beispiele.

Statt Fleisch

Als Fleischersatz eignet sich Tofu in allen Varianten, gewürzt oder ungewürzt, Räuchertofu, Seitan (Weizenfleisch), Lupinen (einheimische Hülsenfruchtpflanze) und Tempeh (fermentierte Sojabohnen).
Tofu pur passt hervorragend als Suppeneinlage, für Currys, Eintöpfe oder Salate. Räuchertofu, in kleine Würfel geschnitten und angebraten, erinnert durch das Raucharoma an Speckwürfel und passt ideal zu Bratkartoffeln oder Gemüsegerichten. Seitan und Lupinensteaks ähneln durch die Struktur am ehesten einem Stück Fleisch und bieten tolle Burger-Patties, Schnitzel oder Gulasch. Fertige Sojawürstchen und Grillalternativen aus Sojabohnen oder verarbeitetem Tofu sind mittlerweile in jedem Discount- oder Supermarkt zu bekommen. Getrocknetes Sojaeiweiß, auch Sojaschnetzel oder Sojagranulat genannt, ergibt eine leckere Bolognese oder ein veganes Chili. Tempeh passt durch den exotischen Geschmack hervorragend zu asiatischen und indischen Gerichten.

Statt Fisch

Um das Aroma von Meerestieren zu imitieren, können einer Suppe oder einem Gericht Algen zugefügt werden. Die Alge gibt beim Kochen das typische Meeresaroma an das Gericht ab und ist zudem noch supergesund. Klassische Algensorten aus dem Biomarkt sind Dulse, Hijiki, Kelp (Kombualgen), Meeresgemüse oder Wakame. Menschen mit einer Schilddrüsenerkrankung sollten hier beim Verzehr auf den hohen Jodgehalt der Algen achten (siehe Seite 20). Außerdem gibt es im Supermarkt Garnelen- oder Fischersatzprodukte aus Yamswurzelpulver oder

Sojaeiweiß, die nicht nur ähnlich schmecken, sondern auch so aussehen wie das tierische Original.

Statt Wurst

Auch hier ist das Angebot auf dem Markt gegenwärtig riesig. Auf Basis von Soja oder Weizen gibt es Mortadella, Schinken oder Salami portionsfertig abgepackt im Kühlregal. Pflanzliche Leberwurst oder Mett kann auch super leicht zu Hause vorbereitet werden (siehe Rezept Seite 38). Für Eintöpfe oder Snacks gibt es unzählige Wurstvarianten, zum Beispiel Chorizo, Wiener, Bockwurst oder Bratwurst.

Statt Käse

In den letzten Jahren wurde in vegane Käsealternativen mächtig investiert und so bietet der Markt heutzutage zahlreiche Produkte in den Regalen an. Im Bioladen gibt es auf Basis von Wasser, Sojaeiweiß und Pflanzenölen Schnitt- und Fonduekäse, Streu- und Frischkäse. Sie können »Käse« aber auch ganz einfach zu Hause selber machen. Egal ob Feta, Käsecreme oder Streukäse, Basis hierbei sind Samen, Nüsse oder Kerne (siehe Rezept Seite 37). Es besteht auch die Möglichkeit, Camembert aus Sojabohnen durch Impfung mit Schimmelpilzkulturen herzustellen. Es lohnt sich also, zu experimentieren und sich einfach mal seinen Lieblingskäse selbst herzustellen.

Statt Milch

Pflanzenmilch aus Hafer, Soja oder Mandel lässt sich ähnlich verwenden wie Kuhmilch, wobei jeder Pflanzendrink seine eigene Stärke hat.
Sojadrink eignet sich hervorragend für Pfannkuchen oder zum Backen, da der Emulgator Sojalecithin aus den Sojabohnen dazu dient, fetthaltige oder ölige Bestandteile mit wasserhaltigen zu verbinden. Hafer- oder Dinkeldrink ist mit dem enthaltenen Gluten (Weizenklebereiweiß) ideal

für Brote oder Süßspeisen, Kokosmilch für Currys oder Suppen und Reismilch als Süßungsvariante für Kaffee, Kakao oder Grießbrei zu verwenden.

INFO

Definition von »Milch«

Rechtlich gesehen darf sich in der EU (Europäischen Union) laut Bundesministerium der Justiz und für Verbraucherschutz nur das »Milch« nennen, was »ausschließlich dem durch ein- oder mehrmaliges Melken gewonnenen Erzeugnis der normalen Eutersekretion von zur Milcherzeugung gehaltenen Tierarten« entspricht. Das ist der Grund, warum auf den Verpackungen der Pflanzenmilch »Sojadrink« oder »Reisdrink« steht.

Statt Butter

Als Alternative eignet sich Pflanzenmargarine, zum Backen und Braten außerdem pflanzliche Öle und Kokosfett.

Statt Sahne

Soja-, Hafer- und Dinkelsahne bilden eine ideale Basis zum Binden oder Verfeinern von Rahm- oder Cremesuppen. Kokosmilch verleiht jedem Eintopf oder Dessert eine exotische Note. Zum Aufschlagen von Sojasahne für Kuchen oder Gebäck eignen sich Produkte wie Sahnesteif. In vielen Biomärkten gibt es außerdem fertige Sahneersatzprodukte zum Sprühen in der Dose.

Statt Joghurt

Inzwischen bieten viele Hersteller im Kühlregal der Supermärkte fertige Joghurtprodukte auf Sojabasis an. Aus Kokosmilch, Sojadrink oder Seidentofu kann man mittels Fermentierung durch Zitronensaft oder Joghurtstarterkulturen (Probiotika) selbst zu Hause einen wunderbaren

Pflanzenjoghurt herstellen. Gleiches gilt auch für Joghurt aus Steinfrüchten wie Cashews oder Mandeln (siehe Rezept Seite 36).
Bei Starterkulturen sollten Sie darauf achten, dass diese vegan sind. Durch die Fermentation der Früchte durch Probiotika entstehen Milchsäurebakterien, die einen sehr positiven Einfluss auf unseren Darm haben und auch B_{12} herstellen, allerdings in geringen Mengen.

Statt Quark

Mit einem einfachen Trick lässt sich Quark selbst herstellen. Einfach Sojajoghurt aus dem Supermarkt kaufen, ein feines Sieb in einen Topf hängen und in das Sieb einen Kaffeefilter oder ein Leinentuch legen. Den Joghurt auf dem bedeckten Sieb verteilen und alles über Nacht in den Kühlschrank geben. Das Wasser sammelt sich unten im Topf und oben bleibt der Sojaquark übrig. Dieser kann dann pur oder mit Kräutern verfeinert genossen werden.

Statt Milchschokolade

Im konventionellen Bereich gibt es einige Schokoladenprodukte, die keine Vollmilch und kein Milchpulver enthalten. Achten Sie hier auf die Inhaltsstoffe (siehe Wichtig-Kasten Seite 45). Pure Schokolade aus Kakaobutter oder Kakaobohnen, gesüßt mit Agave- oder Kokosblütenzucker, ist in der Regel vegan. Ansonsten ist das alternative Angebot im Bioladen oder im veganen Supermarkt mittlerweile riesig und bietet Schokolade auf Reisdrink- oder Kokosmilchbasis an.

Statt Ei

Eier werden oft als Emulgator, Binde- und Triebmittel eingesetzt oder als klassische Eierspeise verwendet. Als Ersatz für ein Ei können Sie die Lebensmittel auf der folgenden Seite in angegebener Menge verwenden.

- 2 TL Apfelmus
- 1,5 TL Eiersatz (zum Beispiel *no egg* von Orgran, erhältlich im Bioladen und in Reformhäusern)
- ½ Banane
- 2 EL Leinsamenschrot
- 1 EL Maisstärke
- 3 TL Seidentofu
- 1 TL Sojamehl

Rührei wird bei einer veganen Kost meistens mit Tofu ersetzt. Dazu werden die Tofuwürfel mit einer Gabel zerdrückt, in einer Pfanne mit einer Messerspitze Kurkuma für die Farbe angebraten und mit Gewürzen abgeschmeckt. Schwefelsalz wie *Kala Namak* schenkt einer Avocado das klassische Ei-Aroma und Spiegelei können Sie mit rein pflanzlichen und natürlichen Zutaten, zum Beispiel von *MyEy* (www.myey.info), leicht zubereiten.

Statt Mayonnaise

Auch auf Mayonnaise müssen Sie nicht verzichten. Es gibt unzählige pflanzliche Alternativen auf Sojabasis oder aus Mandeln im Supermarkt zu kaufen.

Statt Gelatine

Geeignete Alternativen sind Agar-Agar (Rotalge), Johannisbrotkernmehl und Guarkernmehl. In Marmelade, Konfitüre oder Ketchup werden häufig Pektine als Binde- und Geliermittel verwendet. Pektine sind lösliche Ballaststoffe, die in der Schale von Zitrusfrüchten und Äpfeln sitzen, und können pur im Reformhaus oder Bioladen gekauft werden.

Statt Honig

Hier bieten sich Agavendicksaft (Saft der Agaven-Pflanze), Reissirup oder Reismalz, Ahornsirup, Dattelpaste (siehe Seite 37) und Kokosblütenzucker an. Auch wenn Sie in Ihrer näheren Umgebung keinen Bioladen oder Supermarkt mit veganem Angebot haben, bietet Ihnen das Internet viele Möglichkeiten, problemlos online zu bestellen (siehe Adressen Seite 93).

Rezepte zum Ausprobieren

Damit Sie sich zu Hause einmal selbst an das Thema herantasten können, hier ein paar einfache, leicht umsetzbare Gerichte, die sich auch ideal zum Mitnehmen eignen.

Gurken-Algen-Salat

ZUTATEN: Für 2 Personen: 40 g Wakameflocken | 1 Schlangengurke | ½ EL Salz | ½ EL schwarze Sesamsamen | 1 EL weiße Sesamsamen | 25 g Ingwer, geschält, geraspelt 1 EL Reis- oder Balsamicoessig | 1 EL Sesamöl | 1 EL Agavendicksaft, roh | 1 getrocknete Chilischote, fein gehackt | Abrieb ½ Limette

1. Wakameflocken mit Wasser in eine Schüssel geben und mindestens 5 Minuten quellen lassen, anschließend durch ein Sieb abgießen und ausdrücken.
2. Die Schlangengurke in sehr dünn Scheiben hobeln. Mit etwas Salz in einer Schüssel vermengen und 5 Minuten stehen lassen. Dann abspülen und etwas trocken tupfen.
3. Algen grob hacken, mit der Gurke und den schwarzen und weißen Sesamsamen in einer Schüssel vermengen.
4. In einem Schraubglas Ingwer, Essig, Sesamöl, Agavendicksaft, Chili und Limettenabrieb vermischen, mit dem Deckel verschrauben und so lange schütteln, bis eine homogene Vinaigrette entstanden ist. Über den Salat geben und unterheben. Gut 5 Minuten ziehen lassen und servieren.

Müsliriegel

ZUTATEN: 4 getrocknete Feigen | 2 Datteln | 2–3 EL Kokosöl | je 2 Handvoll geschälte Mandeln und Sonnenblumenkerne | je 1 Handvoll Rosinen und Gojibeeren | 4 EL gemahlener Vollkornreis (im Mixer gemahlener Reis)

1. Feigen und Datteln 30 Minuten in lauwarmes Wasser einlegen.

2. Kokosöl in einem Topf langsam schmelzen und mit allen anderen Zutaten in einem Mixer (ab ca. 750 Watt) mit hoher Umdrehungszahl zu einem feuchten Teig verarbeiten.
3. Die Masse auf Backpapier verteilen und in Riegel schneiden. Alternativ in gekaufte Silikon-Müsliriegelformen geben. In einer Tupperdose im Kühlschrank aufbewahrt, bleiben die Riegel 1–2 Wochen haltbar.

Apfel-Orangen-Chutney

ZUTATEN: Für 1 Glas à 250 g: 2 Orangen | 2 Äpfel | 25 g Ingwer | 1 Schalotte | 1 Chili, getrocknet | 40 g getrocknete Datteln | 20 g getrocknete Feigen | 1 Msp. Vanille | ½ TL Koriandersamen, gemörsert | 125 g Agavendicksaft | 1–2 EL Apfelessig | 1 Prise Salz

1. Orangen filetieren und in grobe Würfel schneiden. Äpfel schälen und ebenfalls in Würfel schneiden.
2. Ingwer schälen und fein reiben. Schalotte häuten und fein hacken. Chili hacken – je nach Schärfewunsch mit (schärfer) oder ohne Kerne.
3. Getrocknete Früchte ebenfalls fein hacken.
4. Das Obst mit allen anderen Zutaten und Gewürzen in einem Topf kochen, bis es zu einer cremigen, leicht karamelligen Masse wird, dann abkühlen lassen. Passt hervorragend zu scharfen Gerichten oder als Topping zum Mandeljoghurt.

Mandeljoghurt

ZUTATEN: Für 1 Glas à 200 g: 150 g Mandeln, ohne Haut | 250 ml Wasser | 1 Spritzer Zitronensaft | ¾ TL Probiotika

1. Mandeln 12 Stunden in Wasser einweichen lassen. Danach mit dem Wasser, dem Zitronensaft und den Probiotika (Apotheke) pürieren. Ist die Masse zu dick, noch etwas Wasser dazugeben. Diese dann in ein Schraubglas füllen.

Enthält die Masse zu viele Schalenfasern, kann sie durch ein Tuch ins Glas passiert werden. Anschließend das Glas mit einem Leinentuch oder dünnen Küchentuch überspannen und mit einem Gummi verschließen.

2. Mindestens 12 Stunden an einem warmen Ort lagern, im Sommer im Schatten draußen, im Winter auf der Heizung.
3. Anschließend das Tuch abnehmen, mit dem Schraubverschluss fest verschließen und weitere 12 Stunden im Kühlschrank ruhen lassen, bis daraus ein Joghurt entstanden ist. Am nächsten Tag kann das fertige Produkt wie Kuhjoghurt verwendet werden.

Dattelpaste

ZUTATEN: **Für 1 Glas à 250 g:** 250 g Dattel, entsteint | 250 ml kaltes Wasser | 1 Prise Salz | 1 Msp. Vanillepulver | 1 Msp. Zimtpulver

1. Datteln 12 Stunden über Nacht in Wasser einweichen lassen. Die eingeweichten Früchte durch ein Sieb abgießen, die Flüssigkeit dabei auffangen.
2. Die Datteln mit der Hälfte des Einweichwassers und den Gewürzen in einem Hochleistungsmixer geben. Alles pürieren, gegebenenfalls weiteres Wasser hinzugeben, bis eine cremige Paste entstanden ist.
3. In ein Glas geben und zugeschraubt im Kühlschrank lagern. Dort ist sie 2–3 Woche haltbar, im Gefrierfach sogar bis zu 3 Monate. So kann in jedem Rezept der Zucker gesünder ersetzt werden.

Cashewkäse

ZUTATEN: **Für 1 Glas à 250 g:** 200 g Cashewkerne | 1 Prise Salz | 150–200 ml Wasser | Schnittlauch, gehackt | Petersilie, gehackt | Paprikapulver | 1 Spritzer Zitrone | 1 TL Hefeflocken | Salz | Schwarzer Pfeffer, gemahlen

1. Cashewkerne 12 Stunden mit einer Prise Salz in Wasser einweichen lassen. Dann durch ein Sieb abgießen, Flüssigkeit dabei auffangen.
2. Die Cashewkerne in einem Mixer mit so viel Flüssigkeit pürieren, bis eine cremige Masse entstanden ist, wie man den Cashewkäse am liebsten haben möchte.
3. Diesen dann in eine Schüssel geben und die frischen Kräutern unterheben. Mit Paprikapulver, Zitrone, Hefeflocken, Salz und Pfeffer würzen. Gut verschlossen in einer Tupperdose hält sich der Käse knapp eine Woche im Kühlschrank.

Vegane Leberwurst

ZUTATEN: **Für 1 Glas à 250 g:** 1–2 Schalotten | 5 g Ingwer | 2 EL Rapsöl | 1 Dose Kidneybohnen (ca. 250 g) | 150 g Räuchertofu | 2 TL Majoran, getrocknet | ½ TL Oregano, getrocknet | 1 Msp. Korianderpulver | 1 Msp. Muskatnuss, gerieben | Schwarzer Pfeffer, gemahlen | Salz | 1 TL Senf, scharf | 1 Handvoll glatte Petersilie mit Stiel, gehackt

1. Die Schalotten schälen und fein würfeln, den Ingwer möglichst fein hacken.
2. In einem Topf Rapsöl erhitzen und die Schalottenwürfel und den Ingwer darin anschwitzen, bis sie glasig werden.
3. Inzwischen die Kidneybohnen durch ein Sieb abgießen und kalt abbrausen. Den Räuchertofu grob würfeln.
4. Majoran, Oregano, Koriander und Muskatnuss zu den Schalotten- und Ingwerwürfeln geben und mit anrösten. Die Kidneybohnen mit in den Topf geben, alles vermengen und 2–3 Minuten mit anschwitzen.
5. In einen Pürierbecher den Tofu und die Zwiebel-Bohnen-Masse, sowie Pfeffer, Salz, Senf und Petersilie geben. Alles mit dem Stabmixer pürieren. Je länger püriert wird, desto feiner wird die Leberwurst. Die fertige Masse in ein Schraubglas geben und im Kühlschrank aufbewahren. Dort hält sie 5–7 Tage.

Smoothie: The Red

100 g Erdbeeren, frisch, gewaschen, vom Strunk entfernt | 50 g Himbeeren, frisch, gewaschen | 2–3 Minzzweige, nur die Blätter | 1 Handvoll Basilikumblätter | 4 Datteln, entsteint | 1 Prise Pfeffer, schwarz | 100 ml Wasser

1. Alle Zutaten im Mixer so lange pürieren, bis eine cremige Konsistenz entstanden ist.
2. Gegebenenfalls Wasser nachgießen. Die Menge des Wassers richtet sich jeweils nach der Größe und dem Wassergehalt des Obstes.

Was ist so gesund an grünen Smoothies?

Grüne Smoothies wurden von der Russin Victoria Boutenko erfunden, die selbst mit ihrer Familie an chronischen Krankheiten litt und diese laut eigener Aussage in ihrem Buch «Green for Life« mit Rohkost und Smoothies heilte. Die Idee dahinter: Nährstoffe pur und konzentriert zu sich zu nehmen, mit dem Fokus auf naturbelassene Lebensmitteln, die einen hohen Chlorophyllanteil (grüner Farbstoff der Pflanzen) beinhalten. Chlorophyll ist besonders gesund für den menschlichen Körper. Es unterstützt die Abwehr, reinigt das Blut, fördert die Entgiftung und soll eine enorme Anti-Aging-Wirkung haben. Außerdem enthalten die natürlichen und roh verwendeten Lebensmittel viele Vitamine und Mineralstoffe.
Smoothie-Rezepte funktionieren zwar mit einem Mixer ab 750 Watt, ein Hochleistungsmixer zerkleinert die Lebensmittel allerdings so, dass sie ideal vom Körper aufgenommen werden. Ein Teelöffel Leinöl zum Smoothie liefert außerdem wertvolle Omega-3- und Omega-6-Fettsäuren. Mit einem Smoothie ist die Aufnahme von lebenswichtigen Nährstoffen mehr als gewährleistet und auch Kinder und Jugendliche, die wegen der Bitterstoffe nicht gern grüne Kräuter und Gemüse essen, mögen Smoothies und

trinken sie gerne. Dazu ein Tipp: Den Smoothie nicht nur trinken, sondern auch ein bisschen kauen. So beginnt die Verdauung schon im Mund.
In einen grünen Smoothie gehören im Prinzip nur drei Zutaten: Obst, Blattgemüse und frisches Wasser. Zu grünem Blattgemüse zählen nicht nur Salate, sondern auch Kräuter wie Petersilie, Minze, das Grün von Karotten oder roter Bete, Wildkräuter wie Brennnessel oder Giersch. Oftmals gibt es in Supermärkten und auf dem Biomarkt Kisten, in denen sich das abgerissene Blattgrün des Tages von Karotten oder Kohlrabi stapelt – eine gute Möglichkeit gratis an die gesunden Blätter zu kommen. Mit Obst der Saison in einem Mixer püriert, ergibt dies einen wunderbaren Smoothie, der schmeckt, gesund ist und Power für den Tag gibt. Links zum Thema finden Sie unter www.gruenesmoothies.de und www.gruenesmoothies.org.

INFO

Regional und saisonal – Essen mit den Jahreszeiten
Saisonal bietet die Natur für jede Jahreszeit die richtigen Lebensmittel an, die dem Körper guttun. Zusätzlich unterstützt der regional orientierte Einkauf die Bauern und Familienunternehmen im Umkreis und gewährleistet kurze Lieferwege.

Vegan auswärts essen

Auch unterwegs gibt es unzählige Möglichkeiten, sich pflanzlich zu ernähren, ohne direkt ein vegetarisches oder veganes Restaurant aufsuchen zu müssen. Durch Weglassen von Fleisch oder Fisch lassen sich in jedem Restaurant Gerichte «veganisieren«. Zusätzlich gibt es fast überall Gerichte auf der Karte, die schon von Natur aus vegan sind, allerdings ist dies immer abhängig von der Nationalität der aufgesuchten Gastronomie. Dazu kommt, dass

immer mehr konventionelle Restaurants und Ketten vegane Gerichte auf der Karte anbieten, da sie sich des Trends bewusst sind. In jedem Fall ist es ratsam, den Ober im Restaurant darauf hinzuweisen, dass Wert auf ein veganes Gericht gelegt wird.
Wo in welcher Stadt Restaurants oder Cafés veganes Essen anbieten, ist heutzutage leicht herauszufinden. Im Internet gibt es übersichtliche Portale und Blogs, die alles zum Thema «Vegan in deiner Stadt« listen. Zusätzlich gibt es Gratis-Apps für Smartphones oder Tablets, unter anderem vom Vegetarierbund Deutschland (VEBU) oder den «Vegan Guide« von Peta2, die hilfreiche Tipps zum Essengehen bieten (siehe Seite 93).

Deutsche und internationale Küche

Deutsche Küche: Sie gilt tendenziell als eher fleischlastig, allerdings finden sich neben zahlreichen Salatangeboten auch Suppen und Eintöpfe auf der Karte, über die sich das Veganerherz freuen kann. Einfach nachfragen, ob die Brühe auf pflanzlicher oder tierischer Basis hergestellt und/oder ein Stich Butter oder ein Schuss Sahne verwendet wurde. Bratkartoffeln in Rapsöl angebraten und ein Sellerie- oder Kohlrabischnitzel dazu mit gedünstetem Gemüse oder einer Salatbeilage sind leicht gemacht und lecker. Neben Kartoffelpüree oder Salzkartoffeln – des Deutschen liebste Beilage – gibt es auch viele Gemüsebeilagen, die kreativ zubereitet sind und ordentlich satt machen.

Italienische Küche: Der klassische italienische Pizzaboden besteht aus Olivenöl, Weizenmehl, Hefe, Wasser und Salz. Lässt man den Käse auf der Pizza weg und belegt den Boden mit leckerem Gemüse wie Artischocken, Paprika, Zucchini oder Spargel, erhält man eine leckere vegane Variante. Ähnlich sieht es mit Pasta aus – eine schöne fruchtige Tomatensoße mit Gemüse oder Spaghetti aglio e olio (Knoblauch und Öl) kann mit wenigen Zutaten leicht zubereitet werden. Für den kleinen Hunger kann auch Bruschetta, ein Antipasti-Teller (in Olivenöl eingelegtes Gemüse mit Kräutern) oder selbstgebackenes Brot in Olivenöl und Balsamicoessig getunkt, verwöhnen.

Spanische Küche: Auch in spanischen Restaurants gibt es einige pflanzliche Alternativen, zum Beispiel Patatas Bravas (frittierte Kartoffeln), die auch ohne (mit Eigelb oder Milch angemachte) Aioli wunderbar schmecken. Pimientos (kleine Paprika), eingelegte Champignons oder Gazpacho Andaluz (kalte Gemüsesuppe aus ungekochtem Gemüse) sind weitere vegane Gerichte. Paella wird oft schon auf der Karte vegetarisch angeboten, hier auf versteckten Käse achten.

Asiatische Küche: Chinesische, vietnamesische oder thailändische Restaurants bieten häufig schon viele Tofugerichte auf der Karte an. Currys werden häufig mit Kokosmilch zubereitet, außerdem gibt es gebratene Nudeln, Reisnudel- oder Papayasalat, Sommerrollen in Reispapier oder gebackene Bananen als Nachtisch. Hier darauf achten, dass die Suppen nicht mit tierischer Brühe oder Sauce angesetzt sind. Currypasten können zudem gemahlene Krustentiere enthalten.

Wie erkenne ich vegane Produkte?

Wie die oben genannten Bioprodukte haben auch vegane Produkte Kennzeichnungen. Hier reicht bis dato das Wort «vegan« aus, das lebensmittelrechtlich noch nicht geschützt ist. Allerdings gibt es zwei wesentliche Siegel, die dem Käufer ein bisschen mehr Sicherheit bieten, da sie engagiert von unabhängigen Vereinigungen kontrolliert werden.

Logos und Labels

»V-Label« oder »European Vegetarian Label«: In Deutschland vergeben vom Vegetarierbund Deutschland

(VEBU) und von der Europäischen Vegetarier-Union (EVU) entwickelt, bietet dieses Siegel Sicherheit, wenn es um vegane Produkte geht. Analysiert werden hierbei unter anderem die Zutaten des Produktes, die Verarbeitungshilfsstoffe sowie Trägerstoffe von Vitaminen und Aromen und die Transparenz des Produktionsprozesses.

Veganblume: Die Veganblume wird von der Vegan Society in England vergeben. Die Hersteller müssen garantieren, dass ihre Produkte keine tierischen Bestandteile enthalten, die gesamte Produktion tierversuchsfrei ist und bei der Entwicklung gentechnisch veränderter Organismen auf den Einsatz von tierischen Substanzen oder tierischen Genen verzichtet wird.

Es gibt noch keinen einheitlich und rechtsverbindlich definierten Standard für die veganen Siegel, somit können auch noch keine staatlichen Kontrollen gewährleistet werden. Super- und Biomärkte zeichnen mittlerweile ihre Produkte für eine bessere Übersicht aus. Anhand von kleinen Fähnchen am Regal erkennt der Kunde so leicht, welches Produkt für ihn geeignet ist.

Zutatenverzeichnis

Ein Blick auf die Zutatenliste von Fertigprodukten verrät, ob Spuren von Milch, Ei oder anderen tierischen Produkten enthalten sein können. Diese Aussage ist nicht nur eine wichtige Information für Allergiker, die schon auf kleine Spuren des Lebensmittels körperlich reagieren können, sondern auch für Veganer. Da in der Regel in großen Unternehmen eine Vielzahl von Lebensmitteln mit den gleichen

Maschinen produziert wird, sichern sich diese mit der Aussage so vor rechtlichen Schritten und Anzeigen ab. Die erstgenannte Zutat auf der Verpackung ist dabei diejenige, die prozentual am meisten im Produkt enthalten ist.
Wer also sichergehen und vor allem vegan essen möchte, liest sich die Zutatenliste durch oder fragt den Hersteller, ob das gewählte Produkt für Veganer geeignet ist. Eine andere Option bietet der Kauf von Lebensmitteln bei Herstellern, die komplett vegan produzieren. Hier hilft auch der Blick in die Liste der Online-Shops (siehe Links Seite 93).
Am zuverlässigsten und transparentesten ist es allerdings, wenige bis keine Fertigprodukte zu kaufen, sondern sich die Zutaten einzeln zu besorgen und anschließend zu Hause zu verarbeiten. Müsli zum Beispiel lässt sich nach eigenen Vorlieben jeden Morgen mit den bevorzugten Zutaten selbst zusammenstellen. Zudem enthalten die meisten Fertigmüslis aus dem Supermarkt viel Zucker und/oder Fett, die es bei einer gesunden und vollwertigen Ernährung zu reduzieren gilt.
Gleiches funktioniert auch bei Salaten, Suppen oder Chutneys. Vieles lässt sich wunderbar vorbereiten und hält sich, luftdicht verpackt, einige Tage im Kühlschrank.
Der anfängliche Mehraufwand relativiert sich mit der Zeit und lohnt sich, denn neue Gewohnheiten festigen sich rasch. Zu wissen, was im eigenen Essen enthalten ist und wie es verarbeitet wurde, gibt Ihnen zusätzlich ein Gefühl von Vertrauen und Sicherheit und fördert einen bewussteren Umgang mit der Nahrung und den Lebensmitteln.

Zusatzstoffe

Wie schon genannt, sind die Begriffe «vegetarisch« oder «vegan« nicht lebensmittelrechtlich definiert. So entsteht eine Gesetzeslücke, die den Herstellern die Möglichkeit gibt, Zutaten oder Ersatzstoffe, die aus tierischen Produkten hergestellt worden sind, zu verwenden.

Diese werden unter anderem benutzt, um Lebensmittel haltbarer zu machen, um den Geschmack oder die Farbe zu verbessern oder eine gewünschte Konsistenz, wie bei Gelatine in Gummibärchen, herzustellen. Auch pflanzliche Inhaltsstoffe können diese Ziele erreichen, billiger sind aber oft die tierischen, da sie als Nebenprodukte aus Schlachtabfällen gewonnen werden. Manche dieser Nebenprodukte werden auch nur bei der Herstellung verwendet und tauchen später gar nicht erst im Endprodukt auf der Zutatenliste im Regal auf. Das trifft zum Beispiel bei einem Multivitaminsaft zu, der aus Säften besteht, von denen einer zuvor mit E 120 (Cochenille/Farbstoff der Schildläusen) eingefärbt wurde.

W WICHTIG

Zusatzstoffe erkennen

In Europa werden die Lebensmittelzusatzstoffe mit einer E-Nummer versehen. Hinter vielen E-Nummern verstecken sich Zutaten tierischen Ursprungs. Um eine Hilfestellung beim Erkennen dieser Nummern und einen Überblick für Käufer zu gewährleisten, hat der Bundesverband der Verbraucherzentralen eine Online-Liste erstellt (siehe Seite 93).

Generell gilt: Augen auf, Zutatenliste checken oder Produkte und Gerichte selbst herstellen. Besser Bioware als konventionelle Produkte wählen, besser das eine oder andere auf dem eigenen Balkon oder im eigenen Garten anbauen, als im Supermarkt kaufen. Durch den eigenen Anbau ist sichergestellt, dass keine Herbizide und Pestizide verwendet wurden und dass es sich um saisonale und vorwiegend regionale (einheimische) Erzeugnisse handelt. Die intensive Beschäftigung mit den Pflanzen garantiert auch einen ganz anderen Genuss. Denn was mit eigenen Händen erzeugt wurde, hat psychologisch eine ganz andere Verbindung zu uns als gekaufte Produkte.

Wichtige E-Nummern für Veganer

E-Nummer	Zusatzstoff	Funktion
E 270	Milchsäure	Säuerungsmittel
E 120	Karminsäure	Roter Farbstoff
E 304	Fettsäureester der Ascorbinsäure	Antioxidationsmittel
E 322	Lecithinw	Emulgator, Antioxidationsmittel, Stabilisator, Mehlbehandlungsmittel
E 325	Natriumlactat	Säureregulator, Schmelzsalz, Festigungsmittel
E 339	Natriumphosphate	Antioxidationsmittel, Schmelzsalze, Säuerungsmittel
E 470B	Magnesiumsalze von Speisefettsäuren, Salze von Speisefettsäuren	Emulgator, Trägerstoff und Schaummittel
E 471	Mono- und Diglyceride von Speisefettsäuren	Emulgatoren, Überzugs- und Mehlbehandlungsmittel
E 472A	Essigsäureester von Mono- und Diglyceriden von Speisefettsäuren	Emulgatoren, Überzugs- und Mehlbehandlungsmittel
E 472B	Milchsäureester von Mono- und Diglyceriden von Speisefettsäuren	Emulgatoren, Schaumstabilisatoren von Mehlbehandlungsmitteln
E 472C	Citronensäureester von Mono- und Diglyceriden von Speisefettsäuren	Emulgatoren, Antioxidationsmittel und Mehlbehandlungsmittel
E 472D	Weinsäureester von Mono- und Diglyceriden von Speisefettsäuren	Backemulgatoren und Mehlbehandlungsmittel
E 472E	Mono- und Diacetylweinsäureester von Mono- und Diglyceriden von Speisefettsäuren	Mehlbehandlungsmittel und Emulgatoren
E 472F	Gemischte Essig- und Weinsäureester von Mono- und Diglyceriden von Speisefettsäuren	Backemulgatoren und Mehlbehandlungsmittel
E 473	Zuckerester von Speisefettsäuren	Emulgatoren und Mehlbehandlungsmittel
E 474	Zuckerglyceride	Emulgatoren und Mehlbehandlungsmittel

E-Nummer	Zusatzstoff	Funktion
E 475	Polyglycerinester von Speisefettsäuren	Emulgatoren und Stabilisatoren
E 476	Polyglycerin-Polyricinoleat	Emulgator und Stabilisator
E 477	Propylenglycolester von Speisefettsäuren	Emulgatoren und Kristallbeeinflusser von Hartfetten
E 479	Thermooxidiertes Sojaöl mit Mono- und Diglyceriden von Speisefettsäuren	Emulgatoren und Trennmittel
E 491	Sorbitanmonostearat	Emulgator, Entschäumer, Fettkristallbeeinflusser
E 492	Sorbitantristearat	Emulgator, Entschäumer, Fettkristallbeeinflusser
E 495	Sorbitanmonopalmitat	Emulgator
E 570	Fettsäuren, Speisefettsäuren	Emulgatoren, Überzugs- und Trennmittel
E 574	Gluconsäure	Säureregulator, Stabilisator und Komplexbildner
E 585	Eisen-II-lactat	Farbstabilisator
E 634	Calcium 5'-ribonucleotid	Geschmacksverstärker
E 635	Dinatrium 5'-ribonucleotid	Geschmacksverstärker
E 640	Glycin und dessen Natriumsalze	Geschmacksverstärker
E 901	Bienenwachs, weiß und gelb	Trenn- und Überzugsmittel
E 904	Schellack	Trenn- und Überzugsmittel
E 966	Lactit	Süßungsmittel, Zuckeraustauschstoff und Trägerstoff
E 1105	Lysozym	Konservierungsstoff für Hart- sowie Schnittkäse und als Enzym für alle Lebensmittel

Quelle: Bundesverband der Verbraucherzentralen

Pflanzliche Grundnahrungsmittel

Als pflanzliche Grundnahrungsmittel werden hier alle Lebensmittel benannt, die den Hauptbestandteil der veganen Ernährung ausmachen, also Obst Gemüse, Getreideprodukte und Fette. Wie hoch der Nährstoffgehalt der Grundnahrungsmittel ist und wie viel Energie sie dem Körper geben, zeigt die nachfolgende Tabelle.

Getreide, Getreideprodukte

Lebensmittel (je 100 g) * = in Spuren k. A. = keine Angaben	Energie und Hauptnährstoffe				
	Kilokalorien kcal	Kilojoule kj	Eiweiß g	Fett g	Kohlenhydrate g
Getreide, Mehle, Mahlprodukte					
Amaranth, Korn	370	1547	14,6	8,8	56,8
Buchweizen, Grütze	337	1411	8,1	1,6	72,6
▪ Korn, geschält	336	1406	9,1	1,7	71
Gerste, Graupen	338	1415	10,4	1,4	71
▪ Korn, entspelzt	314	1313	10,4	2,1	63,3
▪ Mehl, Vollkorn	348	1454	10,6	1,9	72
Getreide, Sprossen, frisch, im Durchschnitt	68	286	3,2	0,4	13
Grünkern (Dinkel), Korn	324	1354	11,6	2,7	63,2
▪ Mehl	332	1390	9,7	2,6	77
Hafer, Flocken, Vollkorn	348	1455	12,5	7	58,7
▪ Haferflocken, Instant	350	1481	13,3	6,8	61
▪ Kleieflocken	321	1352	19	8,5	42,2
▪ Korn, entspelzt	326	1365	9,9	7,1	55,7
Hirse, Korn, entspelzt	350	1462	9,8	3,9	68,8
Mais, Grieß (Polenta)	339	1419	8,8	1,1	73,5
▪ Korn	323	1351	8,5	3,8	64,2
▪ Popcorn	368	1539	12,7	5	68
Quinoa, Reismelde	335	1400	13,8	5	58,5
Reis, Korn, Naturreis, entspelzt	345	1443	7,2	2,2	74,1
▪ poliert, parboiled, gekocht	106	443	2	0,2	24
▪ poliert, parboiled, roh	344	1438	6,8	0,6	77,7
▪ poliert, roh	349	1459	7,4	0,6	78,4
▪ Wildreis	338	1434	7	2	73
Roggen, Keime, getrocknet	400	1672	42	11,2	32,7
▪ Korn	293	1227	8,8	1,7	60,7
▪ Mehl, Type 815	321	1341	6,9	1	71
▪ Mehl, Type 997	312	1303	6,9	1,1	68
▪ Mehl, Type 1150	319	1333	8,9	1,3	67,8

Mineralstoffe			Vitamine					
Kalzium mg	Magnesium mg	Eisen mg	A µg	E mg	B1 mg	B2 mg	B6 mg	C mg
214	308	9	3	1,4	0,8	0,19	0,4	0
12	48	2	0	1,2	0,28	0,08	0,4	0
21	142	3,5	0	0,8	0,24	0,15	0,58	0
18	65	2,8	0	0,2	0,09	0,08	0,22	0
38	114	2,8	+	0,6	0,43	0,18	0,56	0
39	155	3	0	0,2	0,16	0,08	0,33	0
11	50	0,8	0	0,3	0,12	0,04	0,11	0
22	130	4,2	0	0,3	0,3	0,1	0,3	0
24	114	3	0	1,4	0,42	0,1	0,3	0
57	140	5,1	0	1,2	0,55	0,15	0,16	0
51	131	4	0	1,2	0,55	0,15	0,94	0
100	280	7,8	0	2	0,85	0,13	0,15	0
80	129	5,8	0	0,8	0,67	0,17	0,96	k. A.
10	123	6,9	0	0,4	0,43	0,11	0,52	0
4	20	1	120	0,7	0,15	0,05	0,15	0
8	91	1,5	185	2	0,36	0,2	0,4	0
11	81	1,7	80	2,9	0,3	0,12	0,22	0
80	276	8	3	1,4	0,17	0,11	0,44	0
16	119	3,2	0	0,7	0,41	0,09	0,28	0
10	10	0,9	0	0,1	0,11	0,01	0,2	0
24	23	2,9	0	0,3	0,44	0,03	0,4	0
6	32	0,8	0	0,2	0,06	0,03	0,15	0
25	120	2	0	1	0,4	0,09	0,65	0
40	110	9	340	12,6	1	0,84	1,8	0
37	91	2,8	2	2	0,35	0,17	0,23	0
22	26	2,1	0	0,5	0,18	0,09	0,11	0
25	46	1,9	0	1,3	0,19	0,11	0,2	0
28	50	2,1	41	0,9	0,22	0,11	0,35	0

Lebensmittel (je 100 g) * = in Spuren k. A. = keine Angaben	Energie und Hauptnährstoffe				
	Kilokalorien kcal	Kilojoule kj	Eiweiß g	Fett g	Kohlenhydrate g
▪ Roggenflocken	307	1286	12	1,7	61
▪ Speisekleie	176	736	18	4,3	16,3
▪ Vollkornmehl/Backschrot, Type 1800	293	1225	10,8	1,5	59
Süßlupinen-Mehl	320	1340	43	43	12
Weizen, Grieß	328	1373	10,8	1	69
▪ Keime, getrocknet	312	1304	26,6	9,2	30,6
▪ Korn	297	1241	10,6	1,8	59,5
▪ Mehl, Type 405	335	1403	10,6	1	71
▪ Mehl, Type 550	337	1409	10,9	1,1	70,8
▪ Mehl, Type 1050	331	1383	11,6	1,8	67
▪ Vollkornmehl/Backschrot, Type 1700	302	1262	12,1	2	59,7
▪ Weizenkleie	172	721	14,9	4,7	17,7
Stärkemehle					
Kartoffelstärke	336	1405	0,6	0,1	83,1
Maisstärke	346	1448	0,4	0,1	85,9
Reisstärke	343	1436	0,8	0	85
Weizenstärke	347	1451	0,4	0,1	86,1
Verschiedenes					
Bäckerhefe	78	325	16,7	1,2	0
Backpulver	100	427	0,1	0	25
Paniermehl	349	1460	13	1	72
▪ Vollkorn	322	1366	13	2	63
Trockenbackhefe	285	1212	36	1,5	32

Obst, Obstprodukte

Ananas, roh	56	232	0,5	0,2	12,4
▪ in Dosen	66	277	0,4	0,2	15,2
▪ Saft	53	220	0,4	0,1	12
Apfel, roh	54	225	0,3	0,6	11,4
▪ getrocknet (geschwefelt)	255	1067	1,4	1,6	57

Mineralstoffe			Vitamine					
Kalzium	Magnesium	Eisen	A	E	B_1	B_2	B_6	C
mg	mg	mg	µg	mg	mg	mg	mg	mg
30	120	4	2	1,8	0,35	0,2	0,3	0
*	*	*	*	*	*	*	*	0
32	93	3,7	1	1,6	0,3	0,14	0,3	0
10	k. A.	k. A.	k. A.	24,9	k. A.	k. A.	k. A.	k. A.
17	30	1	k. A.	0,8	0,12	0,04	0,09	0
49	285	8,5	10	24,7	2	0,72	0,49	0
33	97	3,3	3	1,4	0,46	0,11	0,27	0
15	20	1,5	k. A.	0,3	0,06	0,03	0,18	0
16	10	1,1	k. A.	0,3	0,11	0,08	0,1	0
24	53	2,2	k. A.	1,4	0,43	0,07	0,24	0
28	130	4,7	k. A.	2,1	0,47	0,17	0,46	0
67	490	16	k. A.	2,7	0,65	0,51	0,73	0
35	6	1,8	0	0	k. A.	k. A.	0,01	0
0	2	0,5	0	0	k. A.	0,01	k. A.	0
20	20	k. A.	0	0	0	0	0	0
0	k. A.	0	0	0	0	0	0	0
23	28	3,5	k. A.	0,1	1,4	2,3	0,68	k. A.
1100	9	0	0	0	0	0	0	0
50	23	1,2	0	0,4	0,2	0,05	0,11	0
*	*	*	*	*	*	*	*	*
80	230	20	0	0	2,3	4,5	2	0
16	17	0,4	10	0,1	0,08	0,03	0,08	20
16	17	0,2	3	0,1	0,08	0,02	0,07	7
12	12	0,7	8	0,1	0,05	0,02	0,1	9
7	6	0,5	6	0,5	0,04	0,03	0,1	12
31	32	1,2	32	1,8	0,1	0,11	0,16	11

Lebensmittel (je 100 g) * = in Spuren k. A. = keine Angaben	Energie und Hauptnährstoffe				
	Kilokalorien kcal	Kilojoule kj	Eiweiß g	Fett g	Kohlenhydrate g
▪ Konfitüre	258	1080	0,1	0,1	64
▪ Mus	79	328	0,2	0,4	19,2
▪ Saft	57	208	0,1	k. A.	11,7
Apfelsine (Orange), roh	42	177	1	0,2	8,3
▪ Konfitüre	259	1085	0,4	0	63,6
▪ Saft, frisch gepresst	46	192	0,7	0,2	9,4
▪ Saft, ungesüßte Handelsware	44	185	0,7	0,2	0,9
▪ Saftkonzentrat	212	885	2,4	1,5	47,1
Aprikose (Marille), roh	43	180	0,9	0,1	8,5
▪ getrocknet	240	1003	5	0,5	47,9
▪ in Dosen	71	298	0,6	0,1	17
▪ Konfitüre	248	1037	0,3	0,1	60,6
▪ Nektar, ca. 40 % Fruchtanteil	60	250	0,3	0,1	14,4
Avocado, roh	221	923	1,9	23,5	0,4
Backobst, getrocknet	246	1045	2,9	0,9	20
Banane, roh	88	369	1,2	0,2	20
▪ getrocknet	326	1362	4,4	0,8	75,2
Birne, roh	55	231	0,5	0,3	12,4
▪ getrocknet	213	890	3,1	1,8	46
▪ in Dosen	67	281	0,3	0,2	16
▪ Nektar, ca. 40 % Fruchtanteil	55	228	0,3	0,2	12,9
Brombeere, roh	44	183	1,2	1	6,2
▪ Konfitüre	259	1084	0,5	0,4	63,1
▪ Saft	38	158	0,3	0,6	7,8
Cherimoya (Anone), roh	63	264	1,5	0,3	13,6
Clementine, roh	39	67	0,9	k. A.	8,7
Cranberry, roh	46	192	0,4	0,1	7,6
Dattel, getrocknet	277	1160	2	0,5	65,2
Ebereschenfrüchte (Vogelbeere), roh	85	356	1,5	2	18
Erdbeere, roh	32	134	0,8	0,4	5,5
▪ in Dosen	77	320	0,6	0,2	18,1

Mineralstoffe			Vitamine					
Kalzium	Magnesium	Eisen	A	E	B_1	B_2	B_6	C
mg	mg	mg	µg	mg	mg	mg	mg	mg
10	2	0,4	2	0,1	k. A.	k. A.	0,1	k. A.
4	10	0,4	6	0,5	0,01	0,02	0,06	2
7	4	0,3	7	0,5	0,02	0,03	0,1	1
42	14	0,4	13	0,3	0,09	0,04	0,1	50
32	5	0,3	3	k. A.	0,01	0,01	0,01	4
11	12	0,2	12	0,2	0,07	0,02	0,05	52
13	12	0,3	1	0,7	0,06	0,01	0,13	42
34	83	1,3	101	1,5	0,4	0,1	0,3	237
17	9	0,6	280	0,5	0,04	0,05	0,07	10
82	50	4,4	5800	2,7	0,01	0,11	0,17	12
11	9	0,7	131	0,3	0,02	0,02	0,05	4
8	4	0,4	55	0,1	0,01	0,02	0,01	11
9	5	0,2	105	0,2	0,01	0,01	0,02	3
10	29	0,6	12	1,3	0,08	0,15	0,5	13
50	40	2,5	250	1	0,1	0,11	0,15	10
8	31	0,3	8,5	0,3	0,05	0,06	0,37	11
32	110	2,8	13	0,7	0,2	0,2	0,9	28
9	8	0,2	2	0,4	0,03	0,04	0,02	5
35	34	1,3	12	1,5	0,01	0,18	0,04	7
6	4	0,4	2	0,2	0,01	0,02	0,01	2
3	4	0,1	k. A.	0,2	k. A.	0,02	0,01	k. A.
44	30	0,9	45	0,7	0,03	0,04	0,05	17
17	11	0,5	9	0,1	k. A.	0,02	0,01	k. A.
12	31	0,9	46	0,8	0,02	0,03	0,04	10
15	25	0,6	1	0,5	0,09	0,11	0,1	15
30	10	0,2	50	0,3	0,09	0,04	0,05	54
8	6	0,3	3	1,2	0,01	0,02	0,057	13,3
61	50	1,9	25	0,2	0,04	0,09	0,13	2
42	17	2	408	0,5	0,03	0,06	0,05	98
24	15	1	3	0,1	0,03	0,06	0,06	62
7	22	1,9	3	k. A.	0,01	0,03	0,03	30

Lebensmittel (je 100 g) * = in Spuren k. A. = keine Angaben	Energie und Hauptnährstoffe				
	Kilokalorien kcal	Kilojoule kj	Eiweiß g	Fett g	Kohlenhydrate g
▪ Konfitüre	256	1072	0,3	0,2	62,6
▪ tiefgefroren	33	137	0,8	0,4	6,5
Feige, roh	61	256	1,3	0,5	12,9
▪ getrocknet	247	1032	3,9	1,3	54
▪ kandiert	296	1238	3,5	0,2	70
Granatapfel, roh	74	311	0,7	0,6	16,7
Grapefruit (Pampelmuse), roh	38	158	0,6	0,2	7,4
▪ Saft	36	152	0,6	0,1	7,2
▪ Saft, gesüßt	58	241	0,5	0,1	13,7
▪ Saft, ungesüßte Handelsware	47	197	0,5	0,1	10,1
Guave, roh	34	142	0,9	0,5	5,8
▪ in Dosen, mit Sirup	65	273	0,6	0,3	15,7
Hagebutte, roh	94	393	3,6	0,6	16,2
▪ Fleisch und Schale	89	373	2	0,7	18,7
▪ Konfitüre	252	1056	0,5	0,2	62,3
Heidelbeere (Blaubeere), roh	37	154	0,7	0,6	6,1
▪ in Dosen, gesüßt, Gesamtinhalt	73	307	0,9	0,5	16
▪ in Dosen, ungesüßt, Gesamtinhalt	24	98	0,4	0,4	3,9
▪ Konfitüre	257	1077	0,3	k. A.	63,6
▪ Kulturheidelbeere	83	349	0,7	0,5	19
▪ tiefgefroren, ungesüßt	83	349	0,7	0,5	19
Himbeere, roh	33	140	1,3	0,3	4,8
▪ Gelee	242	1011	k. A.	k. A.	59,9
▪ in Dosen, gesüßt	70	249	0,7	0,3	16
▪ in Dosen, ungesüßt	26	108	0,7	0,1	5,5
▪ Konfitüre	251	1051	0,5	0,3	60,9
▪ Saft, frisch gepresst	28	118	0,3	0	5,5
▪ Sirup	263	1101	k. A.	0	65,8
Holunderbeere, schwarz	54	228	2,6	1,7	6,5
▪ schwarz, Saft	38	160	2	0,4	6,8
Honigmelone, roh	54	228	0,9	0,1	12,4

Mineralstoffe			Vitamine					
Kalzium	Magnesium	Eisen	A	E	B_1	B_2	B_6	C
mg	mg	mg	µg	mg	mg	mg	mg	mg
9	6	0,5	2	k. A.	0,01	0,01	0,01	9
24	15	1	13	0,2	0,03	0,06	0,06	60
54	20	0,6	8	0,5	0,05	0,05	0,1	3
190	70	3,2	8	2	0,11	0,1	0,12	2
26	10	0,7	3	0,2	0,03	k. A.	0,04	1
8	3	0,5	7	0,2	0,05	0,02	0,11	7
24	10	0,2	1,9	0,3	0,05	0,03	0,03	44
10	9	0,2	1	0,3	0,04	0,02	0,01	40
8	7	0,4	*	*	0,03	0,02	0,01	35
8	8	0,5	*	*	0,03	0,02	0,01	35
17	13	0,7	119	0,4	0,03	0,04	0,14	273
8	6	0,4	20	0,2	0,04	0,03	0,06	180
257	104	0,5	800	4,2	0,06	0,07	0,05	1250
98	42	0,2	260	0,3	0,04	0,04	0,03	1500
71	24	0,3	74	0,1	0,01	0,01	0,01	51
10	2	0,9	5,7	2,7	0,02	0,02	0,06	22
12	4	2,6	2	1,7	0,01	0,02	0,02	8
11	1	0,3	2	0,9	0,01	0,01	0,02	12
5	1	0,5	1	0,4	k. A.	k. A.	0,01	1
15	6	1	10	*	0,03	0,06	*	14
10	2	0,8	10	1,9	0,03	0,06	0,06	7
40	30	1	4	0,9	0,03	0,07	0,08	25
*	*	*	*	*	*	*	*	*
18	13	1,8	3	0,8	0,01	0,06	0,04	5
15	11	0,6	4	0,4	0,01	0,04	0,02	9
15	11	0,6	1	0,2	k. A.	k. A.	0,01	3
18	16	2,6	10	1	0,03	0,04	0,06	25
16	7	2	24	7,5	0,06	k. A.	0,03	16
37	30	1,6	60	1	0,07	0,07	0,25	18
5	31	1,6	61	1	0,03	0,06	0,09	26
13	10	0,2	783	0,1	0,06	0,02	0,09	32

Lebensmittel (je 100 g) * = in Spuren k. A. = keine Angaben	Energie und Hauptnährstoffe				
	Kilokalorien kcal	Kilojoule kj	Eiweiß g	Fett g	Kohlenhydrate g
Johannisbeere (Ribisel), rot	33	136	1,1	0,2	4,8
▪ rot, Konfitüre	257	1073	0,5	0,2	62,2
▪ rot, Nektar	61	224	0,4	k. A.	12,4
▪ schwarz	39	164	1,3	0,2	6,1
▪ schwarz, Nektar	64	236	0,4	k. A.	13
Kaki, roh	70	293	0,6	0,3	16
Kaktusfeige, roh	38	160	0,8	0,7	7,1
Kapstachelbeere (Physalis), roh	53	222	1,9	0,7	9,8
Karambole (Sternfrucht), roh	31	128	1	0,3	3,9
Kirsche, im Glas	83	347	0,7	0,2	19,6
▪ Konfitüre	250	1046	0,5	0,1	60,8
▪ Saft	41	175	0,1	0	10,2
▪ sauer (Weichsel)	53	222	0,9	0,5	9,9
▪ süß	63	262	0,9	0,3	13,3
Kiwi, roh	50	209	0,9	0,6	9,1
Korinthen, schwarz und rot, getrocknet	259	1084	1,7	0,6	63,1
Kumquat, roh	64	266	0,6	0,3	14,6
Limone, roh	39	164	0,5	2,4	1,9
Litchi, roh	75	315	0,9	0,3	17
Loganbeere, roh	64	269	1,1	k. A.	15
▪ in Dosen	107	449	0,6	0	26,2
Mandarine, roh	46	192	0,6	0,3	10,2
▪ in Dosen	60	257	0,5	0,1	14,4
▪ Saft	46	193	0,9	0,3	9,6
▪ Saft, ungesüßte Handelsware	44	185	0,5	0,2	10,1
Mango, roh	57	240	0,6	0,5	12,5
▪ in Dosen	82	345	0,3	0,2	20,3
Melone, Canteloupe, roh	36	150	0,9	0,3	8,4
▪ Galia, roh	26	109	0,5	0,3	5,6
Mirabelle, roh	67	282	0,7	0,2	15
Mispel, roh	44	186	0,5	0,2	10,6

Mineralstoffe			Vitamine					
Kalzium	Magnesium	Eisen	A	E	B_1	B_2	B_6	C
mg	mg	mg	µg	mg	mg	mg	mg	mg
29	13	0,9	4,2	0,7	0,04	0,03	0,05	36
12	5	0,5	2	0,1	0,01	0,01	0,01	16
7	4	0,3	4	0,2	k. A.	k. A.	k. A.	6
43	17	1,3	14	1,9	0,05	0,05	0,08	177
15	4	0,3	4	0,4	k. A.	+	0,01	30
8	8	0,3	266	0,8	0,02	0,02	0,05	16
28	85	0,3	9	0,5	0,01	0,03	0,11	25
9	*	1	36	*	0,11	0,04	*	43
3	10	0,08	3	0,15	0,01	0,02	0,02	34
12	21	0,5	70	*	0,03	0,02	0,01	4
9	3	0,4	10	k. A.	0,01	0,01	0,01	1
8	4	0,2	0	0,1	0,01	0,01	0	5
8	8	0,5	40	0,1	0,05	0,06	0,05	12
17	11	0,4	6	0,1	0,04	0,04	0,05	15
40	24	0,8	7	0,5	0,02	0,05	0,02	46
95	36	1,8	5	0,6	0,03	0,08	0,11	0
16	13	0,6	29	0,3	0,09	0,08	0,03	38
13	15	0,2	1,7	0,4	0,03	0,02	0,05	44
8	10	0,4	0	0,5	0,05	0,05	0,02	39
17	25	0,8	13	0,5	0,03	0,14	0,06	56
18	11	1,4	70	0,3	0,01	0,02	0,03	35
33	11	0,3	47	0,3	0,06	0,03	0,02	32
20	7	0,2	0	0,1	0,05	0,02	0,01	15
19	11	0,2	21	0,3	0,06	0,03	0,02	32
18	*	0,2	42	*	0,06	0,02	*	22
10	18	0,4	205	1	0,05	0,04	0,13	37
10	7	0,4	249	0,6	0,02	0,03	0,06	10
9	12	0,2	0	0,07	0,06	0,02	0,09	37
19	20	0,2	0	0,1	0,05	0,03	0,08	25
12	15	0,5	42	0,5	0,06	0,04	0,05	7
30	11	0,5	133	k. A.	0,03	0,2	0,04	2

Lebensmittel (je 100 g) * = in Spuren k. A. = keine Angaben	Energie und Hauptnährstoffe				
	Kilokalorien	Kilojoule	Eiweiß	Fett	Kohlenhydrate
	kcal	kj	g	g	g
Moosbeeren, roh	35	147	0,4	0,7	3,9
Nektarine, roh, ohne Stein	53	223	0,9	0,1	12,4
Okra (Lady´s Finger), roh	19	81	2,1	0,2	2,2
Orange (siehe Apfelsine)					
Papaya, roh	37	155	0,5	0,1	1,9
Passionsfrucht, ohne Schale	63	263	2,4	0,4	9,5
Pfirsich, roh	42	174	0,8	0,1	8,9
▪ getrocknet	244	1020	3,1	0,6	53,9
▪ in Dosen, Gesamtinhalt	69	289	0,4	0,1	16,5
Pflaume (Zwetschge), roh	49	203	0,6	0,2	10,2
▪ getrocknet	222	927	2,3	0,6	47,4
▪ in Dosen, Gesamtinhalt	75	315	0,5	0,1	17,2
▪ Konfitüre	242	1008	0,3	k. A.	59,6
▪ Mus	202	860	0,9	0,2	48
Preiselbeere (Kronsbeere), roh	35	145	0,3	0,5	6,2
▪ in Dosen, gesüßt	182	763	0,5	0,3	44,4
▪ in Dosen, ungesüßt	34	143	0,7	0,6	6,5
Quitte, roh	38	159	0,4	0,5	7,3
▪ Konfitüre	236	985	0,2	k. A.	58,3
Reineclaude (Edel-Pflaume), roh	56	236	0,8	k. A.	12,3
Sanddornbeere, roh	89	371	1,4	7,1	3,3
▪ Saft	40	167	0,9	5,9	1,2
Stachelbeere, roh	37	155	0,8	0,2	7,1
▪ in Dosen, stark gezuckert	90	377	0,5	0,1	21,8
Sultaninen, getrocknet, ganze Frucht	266	1113	1,8	0,6	64,7
Tamarillo, rot, roh	56	236	1,7	0,8	10,6
Tamarinde	238	1103	2,3	0,2	53
Wassermelone, roh	37	156	0,6	0,2	8,3
Weintraube, roh	67	282	0,7	0,3	15,2
▪ getrocknet (Rosinen)	292	1223	2,5	0,6	68
▪ Saft	68	286	0,2	k. A.	16,6

Mineralstoffe			Vitamine					
Kalzium	Magnesium	Eisen	A	E	B1	B2	B6	C
mg	mg	mg	µg	mg	mg	mg	mg	mg
14	7	0,9	3	0,5	0,03	0,02	0,07	11
4	13	0,5	73	0,5	0,02	0,05	0,03	8
64	38	0,7	68	0,1	0,07	0,08	0,08	36
21	41	0,4	160	0,7	0,03	0,04	0,03	80
16	39	1,1	108	0,4	0,02	0,1	0,4	20
8	9	0,5	15	1	0,03	0,05	0,03	10
46	54	6,5	83	5,3	0,01	0,14	0,15	17
4	5	0,3	29	0,5	0,01	0,02	0,02	4
8	10	0,4	65	0,8	0,07	0,04	0,05	5
41	27	2,3	23	4,3	0,15	0,12	0,15	4
10	6	1,1	11	0,5	0,03	0,03	0,02	2
6	4	0,3	12	0,2	0,01	0,01	0,01	k. A.
30	3	0,2	7	0,2	0,02	0,03	0,01	1
14	6	0,5	4	1	0,02	0,02	0,01	12
11	7	2,7	*	*	*	*	*	*
13	10	1,5	2	0,6	0,01	0,01	0,01	4
10	8	0,6	6	0,4	0,03	0,03	0,04	14
4	3	0,4	1	0,1	k. A.	k. A.	0,01	k. A.
13	10	1,1	30	*	*	*	*	6
42	30	0,4	250	3,2	0,03	0,21	0,11	450
43	31	0,4	252	0,5	0,03	0,18	0,09	266
29	15	0,6	18	0,6	0,02	0,02	0,02	34
11	9	0,3	19	0,4	0,01	0,01	0,01	10
52	35	1,8	30	0,7	0,1	0,08	0,11	0
12	21	0,7	172	*	0,08	0,04	*	24
80	*	1,3	k. A.	*	0,3	0,08	*	3
8	9	0,4	38	0,1	0,05	0,05	0,07	6
12	9	0,5	1	0,7	0,05	0,03	0,07	4
80	41	2,3	5	0,6	0,1	0,05	0,11	1
12	9	0,4	4	0,7	0,04	0,02	0,02	1

Lebensmittel (je 100 g) * = in Spuren k. A. = keine Angaben	Energie und Hauptnährstoffe				
	Kilokalorien	Kilojoule	Eiweiß	Fett	Kohlenhydrate
	kcal	kj	g	g	g
Zitrone, geschält	36	149	0,7	0,6	3,2
▪ Saft	27	111	0,4	0,1	2,4
Zucker(Honig)-Melone, roh	54	231	0,9	0,1	12,4

Gemüse, Pilze, Hülsenfrüchte

Gemüse, Gemüseprodukte					
Artischocke, roh	22	91	2,4	0,1	2,6
Aubergine (Eierfrucht), roh	17	72	1,2	0,2	2,5
Bambussprossen, roh	17	72	2,5	0,3	1
Bleichsellerie (Staudensellerie), roh	15	64	1,2	0,2	2,2
Blumenkohl (Karfiol), roh	22	92	2,5	0,3	2,3
▪ gekocht	18	76	2,1	0,2	2
▪ gekocht, aus tiefgefrorenem	17	73	1,7	0,2	2,2
▪ tiefgefroren	22	93	1,8	0,2	3,3
Bohnen (Fisolen), grün	33	137	2,4	0,2	5,1
▪ grün, gekocht	27	112	1,6	0,3	4,4
▪ grün, getrocknet	290	1215	20,7	1,4	47,4
▪ grün, in Dosen	22	92	1,2	0,1	3,9
Brennnessel, roh	44	185	7	0,6	1,3
Brokkoli, roh	26	108	3,3	0,2	2,5
▪ gekocht	22	92	2,8	0,2	2
Chicorée, roh	16	69	1,3	0,2	2,4
Chinakohl, roh	12	52	1,2	0,3	1,2
Eisbergsalat, roh	13	55	0,7	0,3	1,9
Endivie, roh	14	59	1,8	0,2	1,2
Erbsen, gekocht, abgetropft, Samen	68	283	5,4	0,5	10,4
▪ grün, Samen	81	338	6,6	0,5	12,3
▪ in Dosen, abgetropft, Samen	48	202	3,6	0,4	4,8
▪ tiefgefroren, Samen	86	359	7,1	0,5	12,7
Feldsalat (Rapunzel), roh	14	57	1,8	0,4	0,7
Fenchel, roh	19	82	1,4	0,3	2,8

Mineralstoffe			Vitamine					
Kalzium	Magnesium	Eisen	A	E	B_1	B_2	B_6	C
mg	mg	mg	µg	mg	mg	mg	mg	mg
11	28	0,6	0,6	0,4	0,05	0,02	0,06	53
11	10	0,1	2	0,4	0,04	0,01	0,05	53
13	13	0,2	784	0,14	0,06	0,02	0,09	32
53	26	1,5	17	0,2	0,14	0,01	0,1	8
13	11	0,4	7	0,03	0,04	0,04	0,08	5
15	3	0,7	2	0,3	0,13	0,08	0,1	6
80	12	0,2	118	0,2	0,05	0,08	0,09	7
22	17	0,6	2	0,1	0,1	0,11	0,2	69
18	16	0,4	2	0,09	0,09	0,08	0,14	45
14	15	0,5	2	0,1	0,06	0,07	0,12	29
16	17	0,6	2	0,1	0,06	0,06	0,18	46
56	26	0,8	53	0,1	0,08	0,11	0,28	19
50	25	0,6	53	0,1	0,07	0,09	0,2	12
197	194	7	236	0,5	0,5	0,4	1,9	24
34	20	1,3	33	0,05	0,07	0,04	0,03	4
713	80	4,1	800	0,8	0,2	0,15	0,16	300
58	24	0,8	146	0,6	0,1	0,2	0,28	115
87	23	0,9	137	0,7	0,09	0,18	0,12	90
26	13	0,7	572	0,1	0,05	0,03	0,05	10
40	11	0,6	71	0,24	0,03	0,04	0,12	26
19	5	0,4	73	0,6	0,11	0,01	0,03	15
54	10	1,4	280	1	0,06	0,1	0,05	10
22	33	1,3	53	0,3	0,23	0,16	0,12	17
26	30	1,9	60	0,3	0,32	0,15	0,16	25
20	20	1,5	43	0,3	0,1	0,06	0,05	9
24	33	1,8	74	0,3	0,3	0,2	0,2	18
32	13	2	663	0,6	0,07	0,08	0,25	35
38	12	2,7	783	6	0,03	0,11	0,1	93

Lebensmittel (je 100 g) * = in Spuren k. A. = keine Angaben	Energie und Hauptnährstoffe				
	Kilokalorien	Kilojoule	Eiweiß	Fett	Kohlenhydrate
	kcal	kj	g	g	g
Frühlingszwiebel, roh	23	98	2	0,5	3
Gartenkresse, roh	33	138	4,2	0,7	2,5
Gemüsebrühe, gekörnt	180	740	20	7	9,5
Grünkohl (Braunkohl), roh	37	153	4,3	0,9	2,5
Gurken, roh	12	51	0,6	0,2	1,8
Ingwer, frisch	61	256	2,5	0,8	11
Kartoffel (Erdapfel), roh	68	285	2	0,1	14,8
Knoblauch, roh	139	582	6,1	0,1	28,4
Knollensellerie, roh	19	78	1,6	0,3	2,3
▪ gekocht	20	82	1,4	0,3	2,8
Kohlrabi, roh	23	97	1,9	0,1	3,7
Kohlrübe (Steckrübe), roh	29	122	1,2	0,2	5,7
Kopfsalat, roh	11	48	1,2	0,2	1,1
Kürbis, roh	25	103	1,1	0,1	4,6
Löwenzahnblätter, roh	27	112	2,9	0,6	2,4
Mangold, roh	14	58	2,1	0,3	0,7
Meerrettich (Kren), roh	63	263	2,8	0,3	11,7
Möhre (Karotte), roh	25	108	1	0,2	4,8
▪ gekocht	18	77	0,8	0,2	3,1
▪ getrocknet	194	811	6,8	1,5	36,8
▪ in Dosen	14	59	0,6	0,3	2
▪ Saft	22	92	0,6	k. A.	4,8
Paprikafrüchte, roh	19	78	1,1	0,2	2,9
▪ gedünstet	19	80	1	0,3	3,1
Pastinake, roh	59	247	1,3	0,4	12,1
Petersilienwurzel, roh	40	168	2,9	0,5	6,1
Porree (Lauch), roh	25	103	2,2	0,3	3,3
Portulak, roh	11	46	1,5	0,3	0,6
Radicchio, roh	13	54	1,2	0,2	1,5
Radieschen, roh	14	60	1,1	0,1	2,1
Rettich, roh	15	64	1,1	0,2	2,4

Mineralstoffe			Vitamine					
Kalzium	Magnesium	Eisen	A	E	B1	B2	B6	C
mg	mg	mg	µg	mg	mg	mg	mg	mg
39	12	1,9	103	0,1	0,05	0,03	0,13	26
214	40	2,9	365	0,7	0,15	0,19	0,3	59
*	*	*	*	*	*	*	*	*
212	32	1,9	1447	1,7	0,1	0,2	0,25	105
15	8	0,2	65	0,1	0,02	0,03	0,04	8
97	130	17	1	0	0,02	0,04	0,16	5
6	20	0,4	1	0,05	0,1	0,05	0,3	17
38	35	1,4	0	0,01	0,2	0,08	0,38	14
50	43	0,5	3	0,5	0,04	0,07	0,2	8
51	5	0,4	2	0,5	0,04	0,05	0,14	5
68	43	0,5	2	0,4	0,05	0,05	0,07	63
47	12	0,5	17	0,2	0,05	0,07	0,2	33
20	9	0,3	187	0,6	0,06	0,08	0,06	13
22	8	0,8	128	1,1	0,05	0,07	0,1	12
158	36	3,1	1300	2,5	0,2	0,17	0,2	68
103	82	2,7	588	1,5	0,09	0,16	0,09	39
105	33	1,4	4	0,1	0,14	0,11	0,2	114
41	17	0,4	1700	0,5	0,07	0,05	0,3	7
37	12	0,3	1346	0,5	0,06	0,03	0,07	5
256	142	4,7	16000	5	0,3	0,3	0,14	19
24	12	0,7	1000	0,3	0,02	0,02	0,02	3
27	12	1,2	437	0,3	0,02	0,03	0,03	4
10	12	0,4	180	2,5	0,05	0,04	0,24	120
9	11	0,5	180	0,5	0,05	0,04	0,2	105
51	26	0,6	3,3	1	0,08	0,13	0,1	18
39	26	0,9	5	1,7	0,1	0,1	0,23	41
63	18	1	11	0,5	0,09	0,07	0,26	26
95	151	3,6	177	0,5	0,03	0,1	0,15	72
40	11	1,5	133	0,5	0,04	0,03	0,1	28
26	8	0,4	3,8	k. A.	0,04	0,04	0,06	27
40	18	0,8	2	k. A.	0,03	0,03	0,06	29

Lebensmittel (je 100 g) * = in Spuren k. A. = keine Angaben	Energie und Hauptnährstoffe				
	Kilokalorien	Kilojoule	Eiweiß	Fett	Kohlenhydrate
	kcal	kj	g	g	g
Rhabarber, roh	13	56	0,6	0,1	1,4
Rhabarber, gekocht	11	45	0,5	0,1	1
Rosenkohl, roh	36	151	4,5	0,3	3,3
▪ gekocht	31	128	3,8	0,5	2,4
Rote Rübe (Rote Bete), roh	41	172	1,5	0,1	8,4
▪ gekocht	25	106	1,1	0,1	5
▪ Saft	36	152	1	k. A.	8
Rotkohl (Blaukraut), roh	22	90	1,5	0,2	3,5
Rucola (Rauke), roh	24	101	2,6	0,7	2,1
Sauerampfer, roh	25	105	3,2	0,4	2
Sauerkraut, abgetropft	17	70	1,5	0,3	0,8
Schwarzwurzel, roh	16	67	1,4	0,4	1,6
▪ gekocht	17	70	1,3	0,4	2
Spargel, roh	18	74	1,9	0,2	2
▪ gekocht	13	52	1,7	0,1	1,2
▪ in Dosen	13	52	1,9	0,1	1
Spinat, roh	16	68	2,7	0,3	0,6
▪ gekocht	14	59	2,3	0,3	0,5
▪ Saft	9	36	1,4	0,1	0,5
▪ tiefgefroren	14	59	2,3	0,3	0,5
Süßkartoffel (Batate), roh	108	453	1,6	0,6	24,1
Tomate (Paradeiser), roh	17	73	1	0,2	2,6
▪ in Dosen	19	78	1,2	0,2	2,7
▪ Saft	17	72	0,8	0,1	2,9
Topinambur, roh	30	128	2,4	0,4	4
Wegerich (Breitwegerich), roh	25	105	3,4	0,4	1,8
Weiße Rübe, roh	25	104	1	0,2	4,7
Weißkohl (Weißkraut), roh	25	104	1,4	0,2	4,2
Wirsing, roh	25	105	3	0,4	2,4
▪ gekocht	25	104	2,2	0,4	3,1
Zucchini, roh	19	79	1,6	0,4	2,2

Mineralstoffe			Vitamine					
Kalzium mg	Magnesium mg	Eisen mg	A µg	E mg	B_1 mg	B_2 mg	B_6 mg	C mg
52	13	0,5	10	0,3	0,02	0,03	0,04	10
48	10	0,4	5	0,2	0,01	0,02	0,03	6
31	22	1,1	94	0,6	0,13	0,13	0,3	112
32	18	0,8	52	0,5	0,08	0,14	0,2	87
29	25	0,9	2	0,05	0,03	0,04	0,05	10
22	20	0,5	2	k. A.	0,03	0,03	0,04	6
20	26	0,9	2	k. A.	0,01	0,03	0,03	3
35	18	0,5	2,5	1,7	0,07	0,05	0,15	50
160	13	1,5	233	0,6	0,04	0,09	0,07	35
54	33	2,1	231	1,9	0,07	0,16	0,03	117
48	14	0,6	3	0,2	0,03	0,05	0,2	20
53	23	3,3	3	6	0,11	0,03	0,07	4
47	15	2,9	3	6,4	0,08	0,04	0,05	3
26	18	0,7	k. A.	2,1	0,11	0,11	0,06	20
18	15	0,6	k. A.	1,8	0,09	0,1	0,04	16
17	6	0,9	58	1,3	0,06	0,08	0,03	15
117	58	4,1	795	1,4	0,1	0,2	0,2	51
126	46	2,2	871	1,7	0,07	0,16	0,18	29
1	40	1,5	721	1,4	0,01	0,08	0,11	29
120	46	2,1	500	1,4	0,09	0,16	0,19	29
25	19	0,8	1300	4,6	0,06	0,05	0,3	30
9	14	0,3	114	0,8	0,06	0,04	0,1	25
27	13	0,5	81	0,5	0,06	0,03	0,06	17
15	9,5	0,6	90	0,8	0,05	0,04	0,11	17
10	20	3,7	2	0,2	0,2	0,06	0,09	4
412	43	4,3	*	*	*	*	*	*
50	7	0,4	12	0	0,04	0,05	0,08	20
45	14	0,5	12	1,7	0,05	0,05	0,19	47
64	12	0,5	7,5	2,5	0,05	0,07	0,2	50
45	9	0,6	6	2,5	0,04	0,06	0,13	35
30	18	1,5	37	0,5	0,2	0,09	0,12	16

Lebensmittel (je 100 g) * = in Spuren k. A. = keine Angaben	Energie und Hauptnährstoffe				
	Kilokalorien kcal	Kilojoule kj	Eiweiß g	Fett g	Kohlenhydrate g
Zuckermais, roh	86	361	3	1,2	15,8
▪ gedämpft	54	224	2,7	1,2	8
▪ in Dosen	110	461	3,2	1,5	21
Zwiebel, roh	27	114	1,2	0,3	4,9
▪ getrocknet	198	828	10,8	0,9	35,3
Pilze					
Austernpilz, roh	11	47	2,3	0,2	k. A.
Birkenpilz, roh	18	74	3,1	0,6	k. A.
Butterpilz, roh	12	49	1,7	0,4	0,3
Champignon (Zuchtchampignon), roh	16	66	2,7	0,3	0,6
▪ in Dosen	20	84	3,4	0,5	0,5
Hallimasch, roh	19	80	3,2	0,7	0,1
Morchel (Speisemorchel), roh	15	63	2,5	0,3	0,5
Pfifferling (Eierschwammerl), roh	15	63	2,4	0,5	0,2
▪ getrocknet	126	530	24,7	2,2	1,8
▪ in Dosen	15	63	2,1	0,7	0,2
Reizker, roh	18	76	2,8	0,7	0,1
Rotkappe, roh	18	76	2,2	0,8	0,3
Steinpilz, roh	27	113	5,4	0,4	0,5
▪ getrocknet	163	685	29,5	3,2	4,1
Trüffel, roh	27	113	5,5	0,5	7,4
Hülsenfrüchte					
Alfalfa-Luzerne, Sprossen, frisch	31	128	4	0,7	2,1
Bohnen, weiß, reif	238	994	21,1	1,6	34,7
Bohnensprossen, roh	34	140	4,5	0,7	2,3
Erbsen, roh	271	1135	22,9	1,4	41,2
Kichererbsen, roh	306	1282	19	5,9	44,3
▪ Sprossen, frische, gekeimt	144	600	8,8	0,7	25,5
Kidneybohnen, in Dosen	104	442	6,9	0,6	17,8
Limabohnen, roh	275	1151	20,6	1,4	45
Linsen, roh	270	1129	23,5	1,5	40,6

Mineralstoffe			Vitamine					
Kalzium mg	Magnesium mg	Eisen mg	A µg	E mg	B_1 mg	B_2 mg	B_6 mg	C mg
2	27	0,5	12	0,1	0,15	0,12	0,2	12
7	36	0,4	8	0,1	0,11	0,1	0,2	7
6	30	0,3	5	0,1	0,09	0,06	0,13	4
31	11	0,3	1	0,1	0,03	0,03	0,13	10
162	109	3,3	43	0,7	0,26	0,18	0,5	42
12	13	1,23	*	*	0,19	0,29	0,09	k. A.
2	10	1,6	0	0,1	0,1	0,44	0,05	7
25	6	1,3	0	0,1	0,1	0,4	0,05	8
10	13	1,1	2	0,1	0,1	0,45	0,06	4
19	15	0,8	1	0,1	0,02	0,22	0,06	2
4	12	0,9	0	0,1	0,1	0,4	0,05	5
11	16	1,2	0	0,2	0,13	0,06	0,05	5
4	14	6,5	217	0,1	0,02	0,23	0,04	6
85	135	17,2	1355	0,6	0,16	1,68	0,33	2
5	6	1	217	k. A.	0,01	0,11	0,04	3
6	12	1,3	0	0,1	0,1	0,06	0,05	6
30	9	1	0	0,1	0,1	0,4	0,05	5
4	12	1	1	0,2	0,03	0,37	0,03	3
34	83	8,4	8	0,2	0,19	1,95	0,18	8
24	24	3,5	2	0,1	0,1	0,4	0,05	5
30	27	1	0	0,1	0,08	0,13	0,03	8
113	140	6,1	67	0,2	0,5	0,2	0,41	2
30	50	1	0	0,1	0,37	0,22	0,1	20
51	118	5,2	13	1	0,76	0,27	0,12	1
124	129	6,1	30	2,9	0,5	0,13	0,55	5
36	56	2,3	k. A.	0,1	0,23	0,15	0,27	10
71	30	2	0	0,2	0,2	0,06	0,11	1
90	207	6,3	1	1,1	0,5	0,19	0,47	0
65	129	8	17	1,1	0,48	0,26	0,58	7

Lebensmittel (je 100 g) * = in Spuren k. A. = keine Angaben	Energie und Hauptnährstoffe				
	Kilokalorien	Kilojoule	Eiweiß	Fett	Kohlenhydrate
	kcal	kj	g	g	g
Tellerlinsen, getrocknet	336	1420	23	1,6	50
Mungbohnen, roh	269	1126	23,1	1,2	41,5
Saubohnen, roh	309	1294	23,9	2	48,9
Sojabohnen, roh	330	1379	34,9	18,3	6,3
Sojasprossen, roh	50	211	5,8	1	4,7
Kräuter					
Bärlauch, roh	25	105	1,5	0,5	4
Basilikum, roh	46	194	2,4	0,7	7,5
Brunnenkresse, roh	22	95	1,2	1	0,4
Dill, roh	54	229	3,7	0,8	8
Kerbel, roh	69	293	3,8	0,9	11,5
Liebstöckel, roh	41	174	3,5	0,8	5
Majoran, roh	50	209	2,3	1,2	7,4
Petersilie, roh	50	214	4,4	0,4	7,4
Rosmarin, roh	99	416	1,4	4,4	13,5
Salbei, roh	119	502	3,9	4,6	15,6
Schnittlauch, roh	27	113	3,6	0,7	1,6
Thymian, roh	95	401	3	2,5	15,1
Sojamilch, roh	53	223	3,5	1,8	5,8

Fette, Öle, Samen, Nüsse

Pflanzliche Fette und Öle					
Arganöl	896	3749	0	99,5	0
Baumwollsamenöl	900	3766	0	100	0
Erdnussöl	884	3703	0	100	0,2
Hanföl	897	3753	0,1	99,7	0
Kokosfett	900	3766	0	100	0
Kürbiskernöl	900	3766	0	100	0
Leinöl	900	3766	0	100	0
Maiskeimöl	900	3766	0	100	0
Olivenöl	900	3766	0	100	0

Mineralstoffe			Vitamine					
Kalzium	Magnesium	Eisen	A	E	B_1	B_2	B_6	C
mg	mg	mg	µg	mg	mg	mg	mg	mg
k. A.	k. A.	k. A.	k. A.	k. A.	k. A.	k. A.	k. A.	k. A.
90	166	6,8	6	1,9	0,5	0,23	0,4	15
100	190	5,5	6	0,3	0,5	0,26	0,37	1
201	220	6,6	63	1,5	1	0,5	1	0
32	19	0,9	4	0,1	0,16	0,16	0,16	20
76	22	2,9	*	*	*	*	*	150
369	74	7,3	658	0	0,03	0,06	0	11
170	15	2,2	692	1,5	0,16	0,06	0,23	62
230	23	5,5	1016	1,7	0,19	0,43	0,3	50
400	35	1,6	916	2,5	0,12	0,3	0,03	36
150	30	2	666	1	0,08	0,15	0,05	45
350	60	7	133	0,1	0,05	0,06	0,01	9
179	44	3,6	901	3,7	0,14	0,3	0,2	159
370	64	8,5	92	0,1	0,1	k. A.	k. A.	29
600	160	4,7	215	0	0,11	0,06	0	2
129	44	1,6	50	1,6	0,14	0,15	0,42	47
630	73	5	127	0	0,16	0,07	0	2
3	23	0,8	26	0,7	0,12	0,04	0,06	k. A.
*	*	*	*	72	*	*	*	0
1	1	k. A.	k. A.	52	*	*	*	0
1	1	0,1	0	8,9	0	0	0	0
*	*	*	*	3,8	*	*	*	0
2	k. A.	k. A.	k. A.	0,6	0	0	*	0
0	*	*	*	4	*	*	*	0
1	1	*	*	5,2	*	*	*	0
15	*	1,3	23	31,1	*	*	*	0
1	*	0,1	120	13,2	0	0	0	0

Lebensmittel (je 100 g) * = in Spuren k. A. = keine Angaben	Energie und Hauptnährstoffe				
	Kilokalorien	Kilojoule	Eiweiß	Fett	Kohlenhydrate
	kcal	kj	g	g	g
Palmöl	900	3766	0	100	0
Rapsöl (Rüböl)	900	3766	0	100	0
Safloröl (Distelöl)	900	3766	0	100	0
Sesamöl	900	3766	0	100	0
Sojaöl	900	3766	0	100	0
Sonnenblumenöl	900	3766	0	100	0
Traubenkernöl	900	3766	0	100	0
Walnussöl	900	3766	0	100	0
Weizenkeimöl	900	3766	0	100	0
Samen und Nüsse					
Cashewkerne, roh	571	2387	17,2	42,2	30,5
Erdnussflocken, getrocknet, gepresst	520	2176	13	28	54
Erdnusskerne, roh	564	2360	25,3	48,1	7,5
Haselnusskerne, roh	644	2696	12	61,6	10,5
Kastanien (Maronen), roh	196	818	3,4	1,9	41,2
Kokosmilch, Konserve	175	732	1,8	18	3
Kokosnuss, reif	363	1520	3,9	36,5	4,8
Kokosraspel, getrocknet	606	2536	5,6	62	6,4
Kürbiskerne, roh	565	2363	24,4	45,6	14,2
Leinsamen, roh, ungeschält	376	1558	24,4	30,9	0
Macadamianüsse, roh	703	2941	7,5	73	4
Mandeln, roh	583	2441	18,7	54,1	5,4
Mohnsamen, roh	477	1997	20,2	42,2	4,2
Paranüsse, roh	670	2803	13,6	66,8	3,6
Pekannüsse, roh	703	2941	9,3	72	4,4
Pinienkerne, roh	674	2820	13	60	20,5
Pistazienkerne, roh	594	2485	20,8	51,6	11,6
Sesamsamen, roh, ungeschält	565	2365	17,7	50,4	10,2
Sonnenblumenkerne, geschält	580	2428	22,5	49	12,3
Walnusskerne, roh	663	2772	14,4	62,5	10,6
Zedernkerne, roh	550	2300	17,5	42,2	30,5

Mineralstoffe			Vitamine					
Kalzium	Magnesium	Eisen	A	E	B_1	B_2	B_6	C
mg	mg	mg	µg	mg	mg	mg	mg	mg
1	1	*	4340	24,5	*	*	*	0
1	1	0,1	550	30	*	*	*	0
*	*	*	*	48,2	*	*	*	0
10	*	0,1	*	28,3	0,01	0,07	*	0
*	*	*	583	29	*	*	*	0
1	1	*	4	50	0	*	*	0
*	*	*	*	37	*	*	*	0
*	*	*	*	8	*	*	*	0
1	1	0,1	*	185	*	*	*	0
31	270	2,8	10	0,8	0,63	0,25	0,42	0
16	43	0,9	27	5	0,18	0,04	0,13	0
40	163	1,8	0,3	10,3	0,9	0,15	0,44	0
225	150	3,8	5	26,6	0,4	0,2	0,31	3
33	45	1,4	4	1,2	0,23	0,22	0,35	27
*	*	*	*	*	*	*	*	*
20	39	2,3	0	0,8	0,06	0,01	0,06	2
22	90	3,6	0	0,1	0,04	0,6	0,2	1
41	402	12,5	38	4	0,22	0,32	0,9	k. A.
198	90	8,2	0	1,3	0,17	0,16	0,2	1
51	108	0,2	0	1,5	0,28	0,12	0,28	0
252	170	4,1	23	25,2	0,22	0,6	0,16	0
1460	333	9,5	5	4	0,86	0,17	0,44	0
130	160	3,4	3	7,6	1	0,04	0,11	2
73	142	2,4	13	3,1	0,86	0,13	*	2
12	235	5,2	8	13,7	1,3	0,23	0,11	2
130	160	7,3	25	5,2	0,69	0,2	0,25	7
783	347	10	7	2,5	0,8	0,25	0,79	0
98	420	6,3	3	21,8	1,9	0,14	0,6	0
87	135	2,1	10	6	0,35	0,1	0,87	3
k. A.	k. A.	k. A.	k. A.	k. A.	k. A.	k. A.	k. A.	k. A.

Fertigprodukte

Als Fertigprodukte oder Convenience-Food werden die Produkte im Supermarkt bezeichnet, die von den Herstellern pur oder durch Erhitzen verzehrfertig angeboten werden. Das können Tiefkühlprodukte, Dosen und Konserven, Instantprodukte wie Suppen oder Soßen, Komplettmahlzeiten für die Mikrowelle, aber auch fertige Salate, Pasta oder Fruchtjoghurts aus dem Kühlregal sein.
Fertigprodukte scheinen die Lösung für die moderne und schnelllebige Zeit zu sein und das Angebot im Super- oder Biomarkt ist riesig. Es heißt, dass zwei Drittel der Lebensmittel industriell verarbeitet sind – Tendenz steigend. Richtig vollwertig und gesund sind allerdings die wenigsten. Viele der gängigen Lebensmittel enthalten Zusatz-, Aroma und/oder Konservierungsstoffe.

WICHTIG

Fertigprodukte nur in Maßen verzehren
Wer sich überwiegend oder ausschließlich von Fertigprodukten ernährt, muss auf lange Sicht mit negativen Folgen für die Gesundheit rechnen. Das hängt größtenteils mit den darin enthaltenen Aromen, Fetten und Zuckern zusammen, die für die Käufer meist unüberschaubar sind.

Dem menschlichen Körper und somit auch den Geschmacksnerven wird dadurch eine vollwertige und natürliche Nahrung vorgetäuscht. Dabei gilt: Je stärker ein Produkt verarbeitet ist, desto weniger Nährstoffe und desto mehr Zusatz- und Aromastoffe sind darin enthalten.

Tiefkühlware – reich an Vitalstoffen

Eine gute Alternative bietet hier Tiefkühlware. Es handelt sich hierbei um Obst, Gemüse oder Kräuter, die direkt nach der Ernte mit Dampf oder Wasser blanchiert und anschließend schockgefroren werden. Die ursprüngliche Struktur des Lebensmittels wird durch Aufquellen des Wassers zwar verändert, die Vitamine und Mineralstoffe bleiben aber fast komplett enthalten. Somit hat naturbelassene Tiefkühlware ernährungsphysiologisch einen Vorteil gegenüber dem Gemüse und Obst, das erst nach langen Transporten in den Regalen der Supermärkte landet.

INFO

Schonende Zubereitung von Lebensmitteln
Kurz blanchiertes oder gedämpftes Gemüse hat einen höheren Vitamingehalt als stark erhitztes, das zum Beispiel im Ofen gegart oder in der Pfanne gebraten wurde. Je intensiver und länger ein Lebensmittel erhitzt wird, desto mehr verändert es auch seine Struktur und seinen Vitamin- und Mineralstoffgehalt.

Tabelle Fertigprodukte

Wer wenig Zeit hat, am Herd zu stehen, dem soll die Nährwerttabelle auf den folgenden Seiten helfen, sich bei der Auswahl an Fertigprodukten zu orientieren.
Von einer ausschließlichen Ernährung mit Fertigprodukten ist allerdings abzuraten, besonders weil meist unklar ist, was an Vitaminen und Mineralstoffen darin enthalten ist. Rechtlich sind Unternehmen in Deutschland verpflichtet, bei Fertigprodukten Angaben über Kilokalorien, Kilojoule, Eiweiß, Salz, Fett, gesättigte Fettsäuren, Kohlenhydrate und Zucker zu machen, weshalb auch nur diese Angaben auf den Verpackungen stehen.
Einen Überblick über vegane Fertigprodukte und ihren Gehalt an Kilokalorien/Kilojoule und Makronährstoffen erhalten Sie in der Tabelle auf den nachfolgenden Seiten.

Aufstriche

Lebensmittel (je 100 g) * = in Spuren k. A. = keine Angaben	Energie		Hauptnährstoffe		
	Kilokalorien kcal	Kilojoule kj	Eiweiß g	Fett g	Kohlenhydrate g
Herzhafte Aufstriche					
Brotaufstrich Mediterran, *bioZentrale/Kaisers*	331	1365	6,6	31	5,6
Brot-Aufstrich Paprika-Chili, *bioZentrale/Kaisers*	181	752	4,5	13	10
HanFu Dattel, *Hempwood*	201	840	6,9	10,7	18
Landkrone Creme & Dip Bärlauch	261	1078	6	25	3
Lustreich-Aufstrich aus Lupinen mit Pepp, *Alberts*	216	904	6,2	15,7	13,6
No-Muh-Chäs, rezent/würzig, in Scheiben, *Vegusto*	309	1286	7,1	20,3	24,4
Pastete Ratatouille, *Tartex*	210	873	6,3	15,5	9,5
Rucola Streich, *Zwergenwiese*	316	1305	6	30,4	3,7
Sojaaufstrich Wie feine Leberwurst, *Alnatura*	241	998	6	20	8
Soyananda Kräuter-Knoblauch-Frischkäse	310	1297	4,8	31,4	4,9
Streich's drauf Sendi, *Zwergenwiese*	416	1719	4,3	39,7	9,7
Tofu-Paté Paprika, *Topas*	241	1000	11,8	19,4	4,8
Wilmersburger Pizzaschmelz Streukäse	300	1248	*	23,2	22,9
Zwiebelschmelz, *Zwergenwiese*	792	3260	1,6	82,6	9,5
Margarine					
Bio Margarine, *ALSAN*	720	3015	0	80	0,2
Bio-Plus, *Landkrone*	637	2620	0	70	0
Bio Soya Backen und Streichen Margarine, *Provamel*	630	2590	0	70	0
Prima Omega-3 mit Leinöl, *Rapunzel*	707	2962	0	80	0,1
Nussmuse					
Cashewmus, *Rapunzel*	601	2501	21	43	31
Creamy Peanut Butter, *Barney's Best*	631	2615	26,2	51,2	13,7

Lebensmittel (je 100 g) * = in Spuren k. A. = keine Angaben	Energie		Hauptnährstoffe		
	Kilo-kalorien	Kilojoule	Eiweiß	Fett	Kohlen-hydrate
	kcal	kj	g	g	g
Erdmandelcreme, *Govinda's Naturkost*	473	1981	5,8	39	25,6
Erdnuss Crème, *Bio Gourmet*	635	2631	29	52,3	9,3
Erdnussmus fein, *Rapunzel*	626	2621	30	49	9,4
Macadamia Crème, *Bio Gourmet*	668	2797	9,8	58,2	24,8
Mandel Brotaufstrich, *Werz*	592	2479	6,1	52,3	25,5
Mandelmus 100 % Mandel, *Rapunzel*	645	2701	23	56	5,5
Mandelmus weiß, *Alnatura*	643	2692	22,9	56	5,6
Peanut Butter Crunchy, *Allos*	586	2452	24,9	50,2	10,1
Süße Aufstriche					
Amarena Kirsch Fruchtaufstrich, *Bio Gourmet*	131	556	0,6	0,3	29,5
Die fesche Erdbeere, *Sonnentor*	138	587	0,5	0,3	31,7
FruchtGarten Erdbeere-Rhabarber, *Zwergenwiese*	105	443	0,6	*	24,1
Frucht Pur Sauerkirsche, *Allos*	150	626	0,5	0,3	33,4
Heidelbeere, *Zwergenwiese*	122	517	0,5	0,3	28,8
Pflaumenmus, *Zwergenwiese*	142	602	0,9	0,3	33,2
Samba Dark, *Rapunzel*	578	2421	10	42	36
Sauerkirsche, *Zwergenwiese*	158	671	0,8	0,3	38
Sweet Tahini Dattel, *lima*	595	2466	18,8	47,8	18,3
Weiße Original Schokolade Aufstrich, *Vantastic Foods*	493	2065	2,8	24,8	65,8
Zartbitter Creme, *dennree*	540	2245	7,6	37,6	37,9

Backwaren

Brot, Toast, Brötchen (verpackt)					
3-Saaten Knäckebrot, *BioBio/Netto*	443	1852	12,8	18,8	48,8
7 Saaten-Brot, *VivaVital/Netto*	250	1053	9,4	3,9	40,7
Braunhirse-Toastbrot, *Werz*	237	992	2,8	5	45,1
Essener Dinkelbrot geschnitten, *Härdtner Spezialitäten*	222	931	8,3	1,9	40,6
Kraft Brot, *VivaVital/Netto*	250	1053	9,4	3,9	40,7
Landbrot glutenfrei, *Dr. Schär*	237	994	3,4	3,5	45

Lebensmittel (je 100 g) * = in Spuren k. A. = keine Angaben	Energie		Hauptnährstoffe		
	Kilo-kalorien	Kilojoule	Eiweiß	Fett	Kohlenhy-drate
	kcal	kj	g	g	g
original crisp, *Wasa*	338	1424	10	2	60
Pumpernickel, *Pural*	204	859	5	1	38
Reis & Mais Knusperbrot, *Byodo*	354	1501	8,6	1,4	74,9
Roggen Vollkornbrot, *Edeka*	222	925	7,3	8,7	23,4
Waffeln					
Corn Mais, *lima*	384	1626	7,9	3,4	77,8
Reiswaffeln, *basic/Kaisers*	395	1674	8,3	3,3	81
Reiswaffeln, *bioZentrale/Kaisers*	387	1639	8,5	3,7	78
Reiswaffeln mit Meersalz, *Edeka Bio*	389	1648	7,7	3,6	79,6
Rice Quinoa, *lima*	389	1646	8,5	3,1	80

Müsliprodukte

Müsli, Flocken, Crunchy, Poppies, Trockenobst					
Amaranth gepufft, *Alnatura*	398	1678	14,6	8,8	62
Braunhirse Crunchy, *Werz*	390	1632	8,2	13,6	58,6
Braunhirse Flocken, *Werz*	380	1590	9,9	4,5	54,9
Choco Krispies, *Bauckhof*	385	625	3,8	5,4	72,9
Chufli Basic Erdmandelfrühstück, *Govinda's Naturkost*	455	1898	12,6	23,1	43,5
Chufli Yoga, *Govinda's Naturkost*	406	1699	11,2	16,3	49,4
Frühstücksbrei Basis, *Rapunzel*	430	1802	16	2,2	46
Krunchy Pur Amaranth, *Barnhouse*	445	1868	8,1	15,1	66,2
Leinsaat + Datteln & Pflaume, *Verival Bio/Kaisers*	411	1706	19,2	22,2	19,1
Müsli 311 Spezial-Mischung, *Seitenbacher*	348	1469	8,7	5,2	61,8
Müsli 656 Dinkel-Mischung, *Seitenbacher*	375	1580	14	11	55
Premium Müsli, *Crownfield/Lidl*	359	1514	8,3	6,4	63,3
Vollkorn Trauben Nuss Müsli, *Korn Mühle/Netto*	367	1545	10,8	9,2	54,9
Vollkorn-Müsli, *VivaVital/Netto*	367	1545	10,8	9,2	54,9
Vollkorn-Reis Pops, *Werz*	343	1435	7,4	2,2	73,4

Getreideprodukte

Lebensmittel (je 100 g) * = in Spuren k. A. = keine Angaben	Energie		Hauptnährstoffe		
	Kilokalorien kcal	Kilojoule kj	Eiweiß g	Fett g	Kohlenhydrate g
Getreide, Grieß, Mehle					
Amaranth gepufft, *Alnatura*	398	1678	14,6	8,8	62
Buchweizenmehl, *Vollkorn, Bauckhof*	348	1474	14,9	3,4	64,5
Couscous, *Davert*	370	1549	10,8	2,2	71,5
Dinkelgrieß, *Bauckhof*	350	1467	10,5	1,5	70,2
Kastanienmehl, *Bauckhof*	376	1576	6	3,8	74,3
Kichererbsenmehl, *Bauckhof*	360	1517	19,9	6,7	49,7
Maismehl, *Bauckhof*	356	1489	7	1,1	77,5
Sojamehl, *Sobo Naturkost*	347	1452	41	21	3
Süßlupinen-Mehl, *Raab Vitalfood*	320	1340	43	12	10
Teffmehl (Zwerghirse), *Govinda's Naturkost*	334	1398	12	2	65
Teigwaren, Nudeln, Pizzateig					
Alb Natur Bio Fagiolini	360	1528	12	1,5	73
Felicia Bio Mais Penne Rigate, *Molino Andriani*	353	1498	7,1	1,2	77,4
Frische Lasagne-Platten, *Hierl*	255	1066	7,8	0,8	54,2
Hartweizen Nudeln Schlemmerliebling Spirelli, *Riesa/Netto*	360	1528	12	1,5	73
Kamut-Spaghetti semola, *Rapunzel*	352	1491	13	1,4	70
Knöpfle Vegane Spätzle, *Vantastic Foods*	156	649	5,9	0,7	32
Maultaschen mit Spinat-Lauch-Füllung, *Pural*	173	730	8,3	3,9	26,1
Naturata Dinkel Lasagne	352	1492	12	1,2	71,7
Naturata Reis Vollkorn Spirelli	363	1536	8,3	3,6	73
Pizza-Teig, *Kathi/Netto*	289	1222	8	5	52
Pizza-Teig hell, *Bauckhof*	337	1430	10,5	1,4	69,2
Spaghetti glutenfrei, *Setz GmbH/Lidl*	371	1571	5,2	2,4	81
Tortellini mit Champignon-Füllung, *Pural*	311	1318	8,2	4,1	60,5
Vollkorn Spaghetti, *BioBio/Netto*	352	1490	12,5	3	65

Milchalternativen

Lebensmittel (je 100 g) * = in Spuren k. A. = keine Angaben	Energie		Hauptnährstoffe		
	Kilo-kalorien	Kilojoule	Eiweiß	Fett	Kohlen-hydrate
	kcal	kj	g	g	g
Milchalternativen, Milchgetränke					
Dinkel Mandel, *Natumi*	62	259	0,7	2,4	9,1
Hafer Drink, *Hofgut Storzeln*	50	210	0,7	1,1	9
Mandelmilchdrink, *EcoMil*	46	192	0,9	2,1	5,4
Reis Drink, *Happy Soya*	52	221	0,2	1	10,5
Reis Drink Haselnuss/Mandel, *lima*	83	346	0,7	3,9	10,7
Reis-Kokosdrink, *Provamel*	62	260	0,2	1	12,5
Sojadrink mit Calcium, *basic/Kaisers*	48	202	3,8	2,4	3
Sojadrink Natur, *Alnatura*	43	178	3,6	2,2	2
Sojadrink Natur, *Edeka Bio*	53	221	4,1	2,6	2,9
Sojadrink Vanille, *Alnatura*	60	251	3,3	2	7
Sojagetränk Naturell, *BioBio/Netto*	43	179	4,1	2,4	0,9
Sojagetränk Vanille, *BioBio/Netto*	59	247	3,6	2,1	5,9
Soya Drink, *Happy Soya*	39	162	3	1,7	2,6
Soya Drink Schoko, *Provamel*	84	352	3,8	2,5	11,1
Soya Original, *Alpro*	39	163	3	1,8	2,5
Joghurt, Pudding					
Frühstücks-Joghurtalternative Natur, *Provamel*	51	214	4	2,3	2,8
Mandeldessert Vanille Pudding, *EcoMil*	105	439	1,6	3,9	15,8
Sojade Natur Joghurt	51	214	4,8	2,9	1,4
Sojadessert Schoko Pudding, *Provamel*	96	405	3	1,6	17,1
Soya Kirsch Joghurt, *Alpro*	75	314	3,7	2	9,4
Soya natur Joghurt, *Alpro*	46	193	4	2,3	2,1
Yofu Natur Joghurt, *Provamel*	50	208	4	2,3	2,8
Sahne					
Cre Soy Sojasahne, *Natumi*	165	690	3	16,6	2,9
Hafer Cuisine, *Oatly*	143	600	1	13	6
Schlagfix Sprühsahne, *LeHa*	208	866	0,5	15	17,8
Soya Cuisine, *Provamel*	190	785	3,1	17,9	4,1

Süßigkeiten

Lebensmittel (je 100 g) * = in Spuren k. A. = keine Angaben	Energie		Hauptnährstoffe		
	Kilokalorien kcal	Kilojoule kj	Eiweiß g	Fett g	Kohlenhydrate g
Kekse, Gebäck					
Cookie kerniger Hafer, *Bohlsener Mühle*	497	2083	8	24	59,9
Dinkel Schoko Vollkorn Cookies, *Sommer/Demeter*	488	2042	6,5	25,4	56,1
Hanf-Dinkel-Kekse, *hanf-natur*	274	1147	9,3	2,31	44,3
Shortcake classic, *Friesengold*	561	2351	5,5	32,5	61
Speiseeis					
Smooze Kokos Mango, *Kara*	70	293	*	2,5	11
Soja Eis Multipack Nusshörnchen, *Naturattiva*	302	1260	k. A.	16,7	30,3
Strawberry Mousse, *Lupinesse*	208	873	2,4	8,7	29,8
Vanilla Cherry, *Lupinesse*	205	860	2,3	8,7	29,2
Zitrone Fruchtiges Sorbet, *Gelatelli/Lidl*	121	514	*	0	30
Lakritz, Fruchtgummi, Kaugummi					
Bio MeeresMix Fruchtgummi, *DWP*	316	1342	0	0,1	77,6
Charity Gums Kaugummi, Berlin leuchtet	182	761	0	0	76
Kaugummi Limone, *Chicza*	120	502	0	0	30
MakuLaku Lakritz Natural Sweet	320	1340	5	1	75
Ökovital Bär, Fruchtgummi ohne Gelatine	321	1366	0	0,1	79
Riegel, Trockenobst					
Clif Bar Macadamia White Chocolate	381	1595	15	10	54
Mischobst, *VivaVital/Netto*	234	987	3,3	1,5	47,1
Raw Bite Coconut	423	1765	7	24	46
Roo'bar Chia+Coconut	390	1632	4,3	17,5	57,8
Sahara Dragon Müsliriegel, *foodloose*	517	2153	19,2	32	34,4
Soft Feigen getrocknet, *Alesto Fine/Lidl*	253	1068	1,9	3	48,9
Trek Flapjack Cocoa Coconut	471	1968	18	25,3	40,6
White Nougat Crisp, mit Reisdrink, *Vivani*	586	2441	3,6	39	54,3

Lebensmittel (je 100 g) * = in Spuren k. A. = keine Angaben	Energie		Hauptnährstoffe		
	Kilokalorien kcal	Kilojoule kj	Eiweiß g	Fett g	Kohlenhydrate g
Schokolade, Pralinen, Konfekt					
Arriba Superieur, *J.D. Gross /Lidl*	549	2274	10,2	42,8	23,6
Bitter Schokolade 70 %, *Fairglobe/Lidl*	573	2378	8,4	40,6	35,7
Booja Booja Pralinen	608	2540	6,1	31	30,4
Chocolat Reismilch Ganze Mandel, *Naturata*	587	2460	7	42	45
Paradiso-Konfekt, *Govinda's Naturkost*	430	1802	5	22,3	50,6
Schakalode Buttons, *Vantastic Foods*	544	2276	4,8	35	55,2
Spécial Kakaosplitter Schokolade, *Naturata*	589	2450	3,5	42	47
Vego Riegel Bio ganze Haselnuss, *Vego Foodworld*	584	2426	10	41,3	39,5
Weiße Schakalode Crisp, *Vantastic Foods*	553	2314	2,9	34,1	58,4

Knabbereien

Chips, Salzstangen, Cräcker, Nussmischungen					
Beeren Nuss Mix, *Alesto Fine/Lidl*	536	2226	10,7	37,5	35,5
Bio-Cashews Würzig, *Landgarten*	545	2265	17,1	8,6	28,9
Bio Chia-Hanf-Brot Cräcker, *lifefood*	538	2243	20	44	8
Bio Pikantkräcker, *lifefood*	552	2304	19	43	5
Cashewkerne naturbelassen, *Alesto Fine/Lidl*	590	2449	20	45	24
Chips Cracker Thai Sweet Chili, *Clarky's/Netto*	416	1753	6	9	76
Cracker mit Kümmel, *Pural*	366	1545	1,7	8,8	70
Gemüsechips, *Trafo*	380	1585	5,6	24,6	34,1
Mais' Rolls Tomate, *Pural*	507	2219	6	27	58
Rote Bete Chips Mischung, *KIWA*	467	1955	10	20	70
Salzstangen, *Clarky's/Netto*	375	1584	11	4	71
Spacebar Chorizo, *Wheaty/Topas*	316	1322	34	15,8	9,4
Strips Jerky Texas BBQ, *Primal*	81	339	10	1	11
Tortilla Chips Chili, *Las Cuarenta/Netto*	472	1979	6,7	20	64,3
Wirsingchips Italian Herb, *Heimatgut*	381	1605	21,3	11,3	48,5

Fertiggerichte

Lebensmittel (je 100 g) * = in Spuren k. A. = keine Angaben	Energie		Hauptnährstoffe		
	Kilokalorien kcal	Kilojoule kj	Eiweiß g	Fett g	Kohlenhydrate g
Eingelegtes, Glas, Dose, Feinkost					
Amfissa-Oliven, *Naturata*	458	1918	2,4	45,1	10,7
Bio-Salat Ungarisch, *Landkrone*	284	1180	9	20	15
Grünkohl, *Freshona/Lidl*	24	100	2,1	0,5	0,9
Kichererbsen, *basic/Kaisers*	101	423	5,5	1,8	15
Mildes Weinsauerkraut, *Hengstenberg/Lidl*	22	91	1,5	0,1	1,9
Sonnengetrocknete Tomaten, *Las Cuarenta/Netto*	140	580	4,1	7,8	9,2
Vleischsalat vom Tofutier, *Viana*	258	1068	10,5	21	4,8
Weiße Bohnen in Tomatensoße, *basic/Kaisers*	112	469	6,8	0,7	17,4
Halbfertig- und Fertiggerichte deftig					
Bratlinge Dinkel, *bioZentrale/Kaisers*	374	1573	15	8,8	54
Dinkel-Grünkern Burger, *Bohlsener Mühle*	224	939	5,4	10,9	24,2
Falafel, *Bohlsener Mühle*	221	924	8,8	9,2	20,9
Glücks-Sterne, *Soto*	282	1181	9,8	17,2	19,8
Marokko Pfanne, *bioZentrale/Kaisers*	356	1497	9,5	5,1	60
Mediterran Express Reisgericht, *Uncle Ben's*	171	723	3,7	3,3	31
Mexikanisch Express Reisgericht, *Uncle Ben's*	159	672	3,6	2,6	29,9
Quinoa-Quick Inka, *Govinda's Naturkost*	346	1444	14,9	4,8	62,4
Vegankebab Gyros, *Wheaty/Topas*	263	1102	25,8	13,8	9
Halbfertige- und Fertiggerichte süß (Dessert, Kuchenmischungen)					
Der schnelle Käsekuchen, Backmischung, *Bauckhof*	381	1614	5,8	2,6	81,7
Dessertcreme Schoko-Traum, *Sobo Naturkost*	369	1562	5,6	2,2	77
Dessertsoße Karamell, *Biovegan*	313	1313	0,5	3,6	69,1

Lebensmittel (je 100 g) * = in Spuren k. A. = keine Angaben	Energie		Hauptnährstoffe		
	Kilokalorien	Kilojoule	Eiweiß	Fett	Kohlenhydrate
	kcal	kj	g	g	g
Milknuts Cashew Cranberry Luxury Creme Dessert, *Soyatoo*	228	947	7,4	15,1	14,7
Milknuts Hazelnut Luxury Creme Dessert, *Soyatoo*	273	1128	7,4	22,1	8,9
Qvark, *Hiel Vegetarische Feinkost*	257	1077	23,5	4,4	6,9
Schokokuchen, Backmischung, *Bauckhof*	388	1642	6,5	3,2	81,6
Sonnentor Fruchtdessert Apfel-Johannisbeere	358	1516	4,4	1,8	76,6
Herzhafte Suppen, Eintöpfe					
Bio Gemüseeintopf nach Art Minestrone, *Reichenhof*	34	141	1,2	1,1	3,9
Bio Linsenentopf, *Reichenhof*	58	244	3,1	0,7	8,1
Chii con Tofu, *Danival Bio*	95	397	4,6	4,6	7,3
Fixe Tasse Tomate, *Natur Compagnie*	33	138	0,5	0,4	6,5
Gemüseeintopf, *Eden*	37	154	1,3	1,1	4,3
Marokkanischer Kichererbseneintopf, *Eden*	59	250	3,4	0,7	8,1
Ravioli mit Seitan, *Danival Bio*	103	436	2,6	2,55	17,1
Sonnentor Süppchen Rote Rüben-Pastinaken	296	1244	8,7	1,6	51,8
Pizza, Pommes Frites					
Frites 1.2.3 Original, *McCain*	153	643	3	5	23
Pepperoni Pizza, *Tofurky*	270	1130	13	7	39
Pizza Peperoni, *Natural Cool*	148	624	6,4	4,4	20,9
Pommes Frites, *Harvest Basket/Lidl*	165	694	2,5	5,5	25
Pommes Frites Wellenschnitt, *Botato/Netto*	134	563	2	4	21
Rösti-Ecken, *Gut & Günstig/Reichelt*	175	734	2,5	7	24

Fleisch- und Wurstalternativen

Tofu, Seitan, Tempeh					
Bio Tofu Geräuchert, *Soja so lecker*	182	747	19,5	10,2	2
Bio Tofu Natur, *Soja so lecker*	131	537	15	7,1	1

Lebensmittel (je 100 g) * = in Spuren k. A. = keine Angaben	Energie		Hauptnährstoffe		
	Kilokalorien kcal	Kilojoule kj	Eiweiß g	Fett g	Kohlenhydrate g
Räuchertofu Mandel-Sesam, *Taifun*	185	772	18,8	10,7	3,3
Seidentofu demeter, *Taifun*	47	100	5,1	2,2	1,7
Seitan, *viana*	148	615	28	2,5	2
Tofu geräuchert, *Edeka Bio*	169	706	18,2	10,2	1
Tofu Natur, *greenorganics/ BioTropic GmbH*	125	525	14	7,1	1
Tofu natur, *Edeka Bio*	162	673	16,8	9,9	0,5
VegiBelle Toscana, *Nagel*	227	938	11,4	19,2	0,9
Viana Tempeh	193	804	15,9	8,3	9,4
Fleisch, Fisch, Burger					
Art 2 Leberkäse, *Berief Soja Fit*	290	1214	10,2	25,6	4
Bällis »provoncal«, *Soto*	258	1075	6,7	1,5	23
Bio Tofu Gehacktes, *Berief Soja Fit*	309	1265	22,3	21,9	4,1
Bratwürstchen Fränkische Art, *Vegourmet*	250	1059	28	11,4	8,8
Chorizo Bratwurst, *Wheaty/Topas*	316	1322	34	15,8	9,4
Extra Feine Soja-Schnetzel, *Davert*	347	1463	52	3	20
Grillknacker, *Taifun*	225	938	13,4	16,2	6,5
Japanische Bratfilets, *Taifun*	199	831	18	12,9	2,8
Lupinen-Schnitzel, *alberts*	331	1378	22	22,1	11
Power Hacksteaks, *veggie Life/Reichelt*	284	1184	29,6	14,7	5,9
Soja-Granulat, *Davert*	403	1677	41	21	3
Soja-Gyros, *Davert*	141	589	13	5,9	7,1
Soja Big Steaks Fleischersatz Sojafleisch, *Vantastic Foods*	269	1133	50,5	0,7	6,9
Soja Granulat Fleischersatz Sojafleisch, *Vantastic Foods*	249	1049	49,8	0,9	18,6
soYes vegane Bolognese, *Edeka Bio*	114	475	3,9	6,6	8,7
soYes vegane Schnitzel, *Edeka Bio*	220	924	16,8	8,2	17
Vegetaria Vegetarische Burger, *Eyckeler Malt/Kaisers*	289	1206	17,4	17,1	16,3
Vegetaria Vegetarische Currywurst, *Eyckeler Malt/Kaisers*	189	793	10,5	8,2	18,1

Lebensmittel (je 100 g) * = in Spuren k. A. = keine Angaben	Energie		Hauptnährstoffe		
	Kilokalorien	Kilojoule	Eiweiß	Fett	Kohlenhydrate
	kcal	kj	g	g	g
Vegetaria Vegetarische Gemüseschnitzel, *Eyckeler Malt/Kaisers*	243	1019	12,5	12	21,3
Vegetarische Hackbällchen Riviera, *BioBio/Netto*	214	893	12,8	13,1	9,9
Veggie Hähnchenfilet in Stücken, *Vantastic Foods*	160	671	16,6	5,9	9,3
Veggie Scampis, *Vantastic Foods*	78	327	0,6	0,2	18,4
Veggie Tuna (Thunfisch), *Vantastic Foods*	373	1544	19,2	31,3	3,2
Veggie Wiener Schnitzel, *Viana*	327	1346	26,8	20,6	8,6
Veggie-Bratwürstchen, *BioBio/Netto*	60	251	28	13,8	2,2
Virginia Steak, *Wheaty/Topas*	197	827	22,5	9,2	6,1
wie Westernsteak, *Heirler*	166	701	30,1	2,7	6,7
Wurstaufschnitt					
Aufschnitt, *Viana Prima*	225	942	23.1	12,5	5,1
Lyoner mit grünem Pfeffer, *Heirler*	278	1156	5,4	16,3	20,3
Papillon Aufschnitt, *Taifun*	210	875	20,2	12,4	4,3
Räuchersalami Aufschnitt, *Vantastic Foods*	205	869	39,5	2,9	5,3
Soja-Aufschnitt mit grünen Oliven, *Hobelz Veggie World*	166	706	16,4	8,5	5,9
Soja-Aufschnitt »Rustikal«, *Hobelz Veggie World*	154	655	16,5	6,5	7,4
Vegan slices Chorizo, *Topas*	242	1019	31,3	8	11,2
Veggie Räuchersalami am Stück, *Vantastic Foods*	205	869	39,5	2,9	5,3
Veggie Schinken Aufschnitt, *Vantastic Foods*	73	306	6,2	4,4	2
VIS Veggie Salami, *Vegetalis*	274	1150	24,9	16,8	6,3

Fertigsoßen

Pesti, Ketchup, Majonnaise, Soßen					
Ajvar, *Beste Ernte/Netto*	78	324	1,3	4,3	6,6
Arrabbiata, *Barilla*	58	243	1,4	3,1	5,2

Lebensmittel (je 100 g) * = in Spuren k. A. = keine Angaben	Energie		Hauptnährstoffe		
	Kilo-kalorien	Kilojoule	Eiweiß	Fett	Kohlen-hydrate
	kcal	kj	g	g	g
Arrabbiata, *Mamma Gina/Netto*	52	219	1,6	2,2	6,5
Basilikum-Pesto vegan, *bio-verde*	516	2123	1,3	54,6	4,8
Bio Mayonnaise natur, *Plamil*	531	2188	1	55	8
Bolognese Arrabiata, *Eden*	69	290	3,2	1,7	8,6
Feine Braune Sauce, *Tartex*	65	272	0,7	5	4,4
Feine Pilz-Sauce, *Tartex*	59	244	1,4	4,1	4
Hot Chili Sauce, *Naturata*	154	655	0,6	0,1	37,2
Mango-Chutney, *Naturata*	177	743	0,2	0,13	44,2
Mayonnaise, *Soyana*	380	1560	1,4	39,4	4,7
Oliven Pesto, *Bio Gourmet*	412	1695	1,1	43,3	3,2
Salat-Mayonnaise ohne Ei, *Demeter*	472	1975	1,1	50,4	5,4
Sauce à la Remoulade, *Bio Vita*	478	1970	1	50	6
Sauce Bolognese, *Nagel Tofu*	106	442	4,4	6,7	7
Senf scharf, *Zwergenwiese*	118	489	6,1	8,2	2,8
Tofu-Bolognese, *BioBio/Netto*	168	701	9,8	10,1	8,2
Tomatenketchup, *Werder Feinkost*	92	389	1,6	0,2	19,9
Tomatensauce Basilikum, *Naturata*	103	440	3,2	3,8	13,2
Tomatensauce Classico, *bioZentrale/Kaisers*	46	193	2,1	0,5	8,1
Tomato Ketchup, *Heinz*	102	435	1,2	0,1	23,2

Getränke

Erfrischungsgetränke					
Bio Energy, *Biotta*	56	240	0	0	14
Bionade Holunder	22	92	0,5	0,1	5
Bionade Kräuter	23	95	0,5	0,1	5
Coco Juice, *Dr. Antonio Martins*	63	264	2,3	0,3	12,2
Coconut Water, *kulau*	15	63	0,2	0,1	3,4
fritz-kola	42	179	0,1	0,1	10,5
Gekko Mate	26	109	0,1	0,1	6,4
LemonAid Maracuja	25	106	0	0	5,5
PREMIUM Cola	40	172	*	*	10

Lebensmittel (je 100 g) * = in Spuren k. A. = keine Angaben	Energie		Hauptnährstoffe		
	Kilo-kalorien	Kilojoule	Eiweiß	Fett	Kohlen-hydrate
	kcal	kj	g	g	g
Säfte, Smoothie					
Blutorange 100 % direkt gepresst, *Valensina*	42	178	0,7	*	9
Gemüsesaft gesalzen & gewürzt, *VivaVital/Netto*	18	77	0,8	*	3
Multivitaminsaft, *Bauer*	46	196	0,6	0,1	10,3
Rhabarber-Erdbeer, *Voelkel*	44	187	0,4	0,2	9,7
Smoothie Brombeere, Erdbeere & Johannisbeere, *innocent*	53	223	0,5	0,1	11,9
Smoothie Mango & Maracuja, *innocent*	53	225	0,5	0,1	11,9
Smoothie pink, *true fruits*	53	223	*	*	12,4
Smoothie Pfirsich-Traube-Himbeer, *Naturis/Lidl*	50	212	0,6	0,2	10,5
Tomatensaft mit Meersalz, *BioBio/Netto*	18	75	0,8	*	2,9
Tomatensaft, *vitafit/Netto*	16	69	0,8	0,04	2,9
Traubensaft rot, *Voelkel*	80	339	0,2	0,1	19

Diverses

Alternative Süßungsmittel, Zucker					
Ahornsirup, *bioZentrale/Kaisers*	348	1481	0	0	87
Apfelkraut, *bioZentrale/Kaisers*	222	942	1	0	53
Brauner Rohrzucker, *Fairtrade/Netto*	396	1683	0	0	99
Kokosblüten Dicksaft, *Karin Lang*	307	1305	1,3	*	74,8
Stevia, *Nevella/Netto*	371	1578	0	0	92,8
Stevia Tabletten, *Nevella/Netto*	265	1124	*	0	65
Xucker Xylit Basic fein	240	1005	0	0	0
Xucker Xylit Basic grob	240	1005	0	0	0
Eiersatzprodukte					
MyEy Eiweißersatz	341	1428	19,1	0,1	65,4
no egg Eiersatz, *Orgran*	9	38	0	0	2,2
The Vegg Veganes Eigelb, *Vantastic Foods*	309	1295	33,1	3,7	36,1

Superfoods

Superfoods sind Lebensmittel, die durch eine sehr hohe Nährstoffdichte auffallen und den menschlichen Körper so mit besonders vielen und wertvollen Wirkstoffen versorgen. Superfoods sind rein pflanzlich und kleine Extras für den menschlichen Körper, die zum Beispiel die Leistungsfähigkeit positiv beeinflussen. Einige können sogar als natürliche Nahrungsergänzung genutzt werden, da sie nicht wie herkömmliche Vitamintabletten in Labors verändert oder synthetisiert werden. In Geschäften gibt es die exotischen Superfoods oft getrocknet, als Pulver oder Presslinge zu kaufen. Allerdings werden auch viele einheimische Lebensmitteln als Superfoods bezeichnet.
Die nachfolgende Tabelle bezieht sich auf Superfoods, die es im Internet in gängigen Online-Shops (siehe Links Seite 93) oder in Bioläden zu kaufen gibt. Da Superfoods einen relativ neuen Trend darstellen, ist es nicht immer leicht, die Nährwerte für die Produkte zu finden. Einige sind in der Hinsicht noch gar nicht geprüft worden. Orientieren können Sie sich an den Angaben der Hersteller oder im Internet beim Deutschen Ernährungsberatungs- und -informationsnetz (DEBInet), das eng mit der Deutschen Akademie für Ernährungsmedizin (DAEM) und dem Berufsverband Oecotrophologie (VDOE) zusammenarbeitet.

INFO

Nahrungsergänzungsmittel – geht's auch natürlich?
Bei einseitiger Ernährung können auch Vegetarier und Veganer eine geringere Aufnahme einzelner Nährstoffe haben und laufen dadurch Gefahr, einen Mangel zu erleiden. Nahrungsergänzungsmittel können die tägliche Vitalstoffaufnahme unterstützen, die Aufnahme von natürlichen, frischen Produkten allerdings nicht ersetzen.

Superfoods

Lebensmittel (je 100 g) * = in Spuren k. A. = keine Angaben ◗ = Angaben von DEBInet	Energie und Hauptnährstoffe				
	Kilokalorien	Kilojoule	Eiweiß	Fett	Kohlenhydrate
	kcal	kj	g	g	g
Acai (Früchte der südamerikanischen „Kohlpalme"), *Acai*, getrocknet	90	496	1,1	4,7	0,2
Acerola, ◗, Konzentrat	250	1048	2,8	2,7	42,5
▪ Fruchtsaft	21	86	0,2	0,2	3,8
Aloe Vera, *Alnavit*, Saft	2	8	0,1	-	0,4
Ashwangandha (Schlafbeere, Indien), *Hanoju*, Pulver	280	900	4	*	2
Baobab (Frucht des Affenbrotbaums, Afrika), *lifefood*, Pulver	179	750	2	-	26
Bockshornklee (Indien), ◗, Samen	347	1453	23	6,4	48,3
Camu-Camu-Beere (Amazonasgebiet), *PureRaw*, Pulver	370	1545	5,7	0,3	86,1
Chia-Samen (Samen einer Wüstenpflanze, Mittelamerika), *Vitam Hefe-Produkt GmbH*	444	1832	21,2	31,4	4,9
Chlorella (Süßwasseralge), *Raw-Living*, Pulver	326	1370	57,5	6,7	11,2
Erdmandelkerne (Knolle/Ausläufer eines Zypergrases), *BioLifestyle*, gemahlen	563	2345	4,6	24,9	63,6
Erdmandelkerne, *PureRaw*, getrocknet	386	1635	7,3	26	32
Flohsamenschalen, *Govinda's Naturkost*	20	85	1,9	0,6	1,7
Gerstengras, *effective nature*, Pulver	216	916	21,8	2,8	26
Ginkgo, *Alsiroyal*, Kapseln	154	645	1	0,9	46,3
Goji (Früchte der Wolfsbeere, China), *PureRaw*, getrocknet	321	1344	10,7	1,8	64
Guarana (Samen einer Lianenart, Amazonasgebiet), *lifefood*, Pulver	295	1235	13,3	3,5	42,6
Hanfproteinpulver (aus Hanfsamen), *Govinda's Naturkost*, Pulver	396	1657	47,5	12	24,5
Hanfsamen, *Davert*, getrocknet	455	1877	24	31,8	2,8
Hanfsamen, *PureRaw*, geschält	579	2424	32	42	10,5
Haritaki-Pulver, *PureRaw*, Pulver	k. A.	k. A.	k. A.	k. A.	k. A.

Mineralstoffe			Vitamine					
Kalzium mg	Magnesium mg	Eisen mg	A µg	E mg	B_1 mg	B_2 mg	B_6 mg	C mg
48	21	1	5	0	0,7	0	0	17
174	174	3,4	0	4,2	0,2	0,9	0,1	15182
12	12	0,2	0	0,3	*	*	*	1026,2
k. A.	k. A.	k. A.	k. A.	k. A.	k. A.	k. A.	k. A.	k. A.
k. A.	k. A.	k. A.	k. A.	k. A.	k. A.	k. A.	k. A.	k. A.
k. A.	k. A.	k. A.	k. A.	k. A.	k. A.	k. A.	k. A.	k. A.
176	191	33,5	0	0	0,3	0,4	0,2	3
k. A.	k. A.	k. A.	k. A.	k. A.	k. A.	k. A.	k. A.	k. A.
500	290	6,5	0	29,1	0,89	0	0	0
330	360	210	0	8,9	1,29	3,1	0,96	2,6
0,2	1,1	k. A.	k. A.	k. A.	k. A.	k. A.	k. A.	k. A.
k. A.	93	4	k. A.	k. A.	k. A.	k. A.	k. A.	k. A.
k. A.	k. A.	k. A.	k. A.	k. A.	k. A.	k. A.	k. A.	k. A.
832	179	37,3	1,2	2,4	0,04	1,73	0,67	7,3
k. A.	k. A.	k. A.	k. A.	k. A.	k. A.	k. A.	k. A.	k. A.
7,1	k. A.	71,4	7,1	k. A.	k. A.	k. A.	k. A.	71,4
k. A.	k. A.	k. A.	k. A.	k. A.	k. A.	k. A.	k. A.	k. A.
k. A.	k. A.	k. A.	k. A.	k. A.	k. A.	k. A.	k. A.	k. A.
k. A.	k. A.	k. A.	k. A.	k. A.	k. A.	k. A.	k. A.	k. A.
50	30	k. A.	k. A.	k. A.	k. A.	k. A.	k. A.	k. A.
k. A.	k. A.	k. A.	k. A.	15	k. A.	k. A.	0,24	0,9

Lebensmittel (je 100 g) * = in Spuren k. A. = keine Angaben ◗ = Angaben von DEBInet	Energie und Hauptnährstoffe				
	Kilokalorien	Kilojoule	Eiweiß	Fett	Kohlenhydrate
	kcal	kj	g	g	g
Irish-Moos (Knorpeltang, Südpazifik), *PureRaw*, Rohkost	321	1344	7,1	0	71,4
Kakaobohnen, ◗, getrocknet	342	1433	19,8	24,5	10,8
Kakaobutter, *PureRaw*, ölig, fest	581	2433	-	100	-
Kakaonibs (gebrochene Kakaobohnen), *PureRaw*, getrocknet	577	2417	9,6	48,1	22,5
Kakaopulver, ◗, schwach entölt	339	1420	22,6	19,8	17,8
Karob (Fruchtfleisch Schote des Johannisbrotbaums), *Bio King*, Pulver	240	1005	4,6	0,7	49
Kokosblütenzucker, *Govinda's Naturkost*	388	1625	1,2	1	93,4
Lucuma-Pulver (subtropische Frucht aus den Bergen Südamerikas), *PureRaw*, Pulver	329	1377	1,4	2,4	84,3
Maca (Wurzel aus den Hochanden Perus), *Maca Spirit*, Wurzel	364	1547	15,9	k. A.	72,2
Mangostane, ◗, frisch	74	309	0,6	0,6	15,9
Mangostane, ◗, getrocknet	308	1288	2,5	2,5	66,2
Maquibeeren (Früchte aus Südamerika), *Green Origins*, Pulver	400	1675	5	6	25
Maulbeeren (Früchte der Maulbeerbäume), *Alnatura*, getrocknet	303	1278	8,4	2,3	57,5
Mesquite (Süßhülsenbohne des Mesquitgewächses), *PureRaw*, Pulver	380	1591	16	3,4	36
Moringa Oleifera, *moringa.de*, Pulver	92	385	6,7	1,7	13,4
Noni (Frucht des Nonibaums), *Aurica*, Saft	15	62	0,5	0,1	3,2
Raupenpilz (aus Asien), Pulver					
Reishi-Pilz-Pulver, *PureRaw*, Pulver	81	342	9,4	1,1	8,2
Schisandrabeere (Beere aus Nordostasien), *Govinda's Naturkost*, getrocknet	293	1234	1,2	4,3	45,1
Shatavari-Pulver (Spargelgewächs aus Indien), *PureRaw*, Pulver	20	85	0	0	3,9
Spirulina (Mikroalge), ◗, Pulver	371	1553	60,4	4,1	20,4
Spirulina (Mikroalge), ◗, roh	37	153	5,9	0,1	2,1
Weizengras, *Naturya BIO*, Pulver	195	825	21,5	2,4	21,8

Mineralstoffe			Vitamine					
Kalzium	Magnesium	Eisen	A	E	B1	B2	B6	C
mg	mg	mg	µg	mg	mg	mg	mg	mg
7,1	17,8	k. A.	k. A.	k. A.	k. A.	k. A.	k. A.	k. A.
114	414	12,5	0	0,7	0,1	0,4	0,1	-
6	2,2	0,2	k. A.	k. A.	k. A.	k. A.	k. A.	*
k. A.	k. A.	k. A.	k. A.	k. A.	k. A.	k. A.	k. A.	k. A.
154	545	46,8	0	4,7	0,12	0,18	0,34	0
348	54	2,9	0	0	0	0,46	0,36	0
0	31	1,8	0	0	73	0	33,29	20,1
92	k. A.	k. A.	k. A.	k. A.	k. A.	0,3	k. A.	k. A.
335	1300	13	0,1	0	0,4	0,27	1,36	1,1
15	16	0,4	0	0,5	0,05	0,015	0,05	2,7
63	67	1,7	0	1,9	1,7	*	0,2	9
k. A.	k. A.	k. A.	k. A.	k. A.	k. A.	k. A.	k. A.	k. A.
k. A.	k. A.	k. A.	k. A.	k. A.	k. A.	k. A.	k. A.	k. A.
520	140	18	k. A.	k. A.	k. A.	k. A.	k. A.	k. A.
440	25	7	6,8	k. A.	0,2	<0,1	0	220
k. A.	k. A.	k. A.	k. A.	k. A.	k. A.	k. A.	k. A.	k. A.
k. A.	k. A.	k. A.	*	k. A.	0,2	1,5	0,4	*
k. A.	k. A.	k. A.	k. A.	k. A.	k. A.	k. A.	k. A.	k. A.
24	14	2,2	k. A.	k. A.	k. A.	k. A.	0,091	5,6
644	920	20	k. A.	k. A.	1,91	3,31	0,32	5,7
70	100	2,3	k. A.	k. A.	0,2	0,3	*	0,9
k. A.	137	k. A.	k. A.	k. A.	k. A.	k. A.	k. A.	k. A.

Zum Nachschlagen

Bücher, die weiterhelfen

Bolk, Patrick: Ab heute vegan – So klappt dein Umstieg. Ventil Verlag, Mainz

Boutenko, Victoria: Green for Life: Grüne Smoothies nach der Boutenko-Methode. Hans Nietsch Verlag, Emmendingen

Campbell, T. Colin: China Study: Die wissenschaftliche Erklärung für eine vegane Ernährungsweise. Verlag Systemische Medizin, Bad Kötzting

Hartanto, Josita: Vegan genial – aufregend anders kochen. Neun-Zehn Verlag, Berlin

Kutter, Stefan: Erfolgreiche Umstellung auf Vitalkosternährung. Informationen zur Ernährung und Gesundheit. Kindle Edition

Moore, Justin P.: The Lotus and the Artichoke: Vegane Rezepte eines Weltreisenden. Ventil Verlag, Mainz

Vicinoadio, Stefano: Cook Wild Vegan. Huber Verlag, Mannheim

Aus dem GRÄFE UND UNZER VERLAG, München:

Dahlke, Ruediger: Peace Food: Wie der Verzicht auf Fleisch und Milch Körper und Seele heilt.

Just, Nicole: La Veganista: Lust auf vegane Küche.

Kintrup, Martin: Vegan für Faule.

Kittler, Martina: Expresskochen Vegan: Auf die Plätze, fertig, satt!

Adressen und Links, die weiterhelfen

Deutsche Gesellschaft für Ernährung e. V., Godesberger Allee 18, 53175 Bonn, www.dge.de

Europäische Vegetarier-Union e. V., Niederfeldstrasse 92, CH-8408 Winterthur, www.euroveg.eu

Foodwatch e. V., Brunnenstraße 181, 10119 Berlin, www.foodwatch.org

VEBU-Vegetarierbund Deutschland e. V., Genthiner Straße 48, 10785 Berlin, www.vebu.de

Vegan Society, Donald Watson House, 21 Hylton Street, Birmingham, United Kingdom, www.vegansociety.com

Infoplattformen

www.albert-schweitzer-stiftung.de
Stiftung für unsere Umwelt

www.boell.de/fleischatlas
Der Fleischatlas – Daten und Fakten über Tiere als Nahrungsmittel

www.lebensmittelklarheit.de/forum/liste-der-zusatzstoffe-die-tierischen-ursprungs-sein-koennen
E-Nummern, hinter denen sich Zutaten tierischen Ursprungs verstecken

www.peta.de
Tierrechtsorganisation

www.provegan.info
Vorteile einer veganen Ernährung

www.think-vegan.de
Informationsplattform

www.vegan.de
Informationsplattform Deutschland

www.vegan.eu
Informationsplattform Europa

www.vegane-gesellschaft.org
Vegane Gesellschaft Deutschland

www.vegane-lebensweise.org
Bund vegane Lebensweise

www.vegansociety.com
Vegane Gesellschaft England

Online-Shops

www.alles-vegetarisch.de

www.keimling.de

www.lifefood.com

www.pureraw.de

www.raw-living.de

www.rootsofcompassion.org

Vegane Blogs und Online-Magazine

www.claudigoesvegan.de
Persönliches Blog

www.deutschlandistvegan.de
Blog für veganen Lifestyle

www.vegan-news.de
Vegan-Blog & Magazin

www.vegan-rebels.de
Das vegane Online-Magazin

www.vegan-worldwide.com
Persönliches Blog

www.veggi.es
Veganes Foodblog

www.veltenbummler.blogspot.de
Persönliches Blog

Apps

Animals' Liberty – Wer macht's
Verbraucherschutz

Die Vegan Nom Noms
Rezepte

Happy Cow
Restaurantfinder weltweit

VEBU
Restaurantfinder deutschlandweit

Vegan Guide
Restaurantfinder weltweit

Vegman-Worldwide
Restaurantfinder weltweit

Sachregister

Rezeptregister

Impressum

Projektleitung: Marline Ernzer
Lektorat: Rita Steininger
Gestaltung: independent Medien-Design GmbH, Horst Moser, München
Fotos: Ana Maria Stanciu: Cover; Istockphoto: U4
Illustrationen: Claudia Lieb, München
Bildredaktion: Julia Fell
Herstellung: Markus Plötz
Satz: Reemers Publishing Services, Krefeld
Druck und Bindung: Printed in Poland

ISBN 978-3-8338-3573-5

1. Auflage 2015

www.facebook.com/gu.verlag

G|U BALANCE

www.gu-balance.de

GRÄFE UND UNZER

Ein Unternehmen der
GANSKE VERLAGSGRUPPE